Hajer Touil

Reparação da perda de tecido cutâneo no rosto

Hajer Touil

Reparação da perda de tecido cutâneo no rosto

Visão geral da reparação de defeitos da pele facial

ScienciaScripts

Cover image: www.ingimage.com

This book is a translation from the original published under ISBN 978-620-6-72205-2.

Publisher:
Sciencia Scripts
is a trademark of
Dodo Books Indian Ocean Ltd. and OmniScriptum S.R.L publishing group

120 High Road, East Finchley, London, N2 9ED, United Kingdom
Str. Armeneasca 28/1, office 1, Chisinau MD-2012, Republic of Moldova, Europe
Printed at: see last page
ISBN: 978-620-8-09573-4

VISÃO GERAL DE

Reparação da perda de tecido cutâneo no rosto

Dr. Hajer TOUIL

Índice

Introdução 3

Reparação de PDS para as diferentes unidades estéticas 13

Conclusão 76

Referências bibliográficas 77

Introdução

Em cirurgia reconstrutiva, a face é subdividida em seis unidades estéticas: frontotemporal, orbitopalpebral, nasal, jugal, labial e mento. Esta subdivisão deve-se ao facto de o tegumento facial variar em espessura e cor de uma zona para outra.

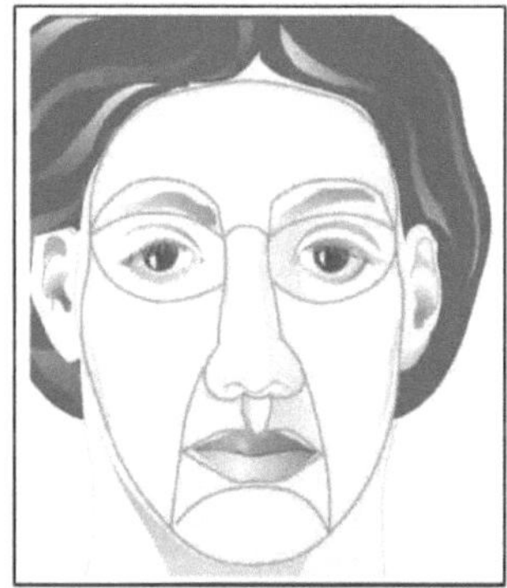

Figura 1: As unidades estéticas do rosto

Este tegumento é mobilizado pela ação dos músculos da pele, cujas forças resultantes marcam, com o tempo, as linhas de tensão que se tornam rugas cada vez mais visíveis com a idade. Idealmente, as cicatrizes devem correr paralelamente a estas linhas e fundir-se com as pregas para evitar a tensão máxima.

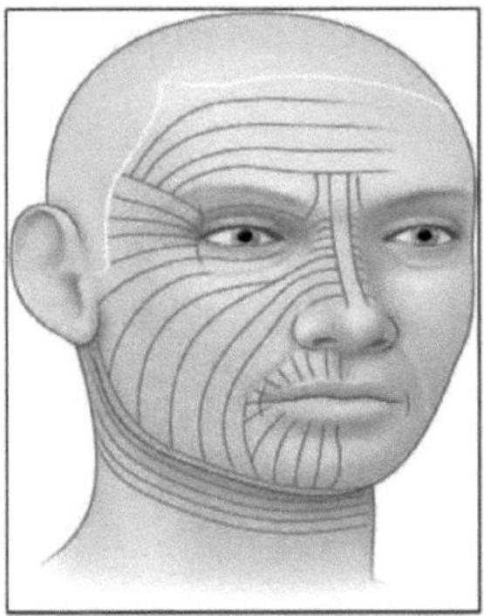

Figura 2: As linhas de menor tensão na face

A vascularização da face e do couro cabeludo é densa e variável. Este facto explica a grande variedade de procedimentos de reparação [1].

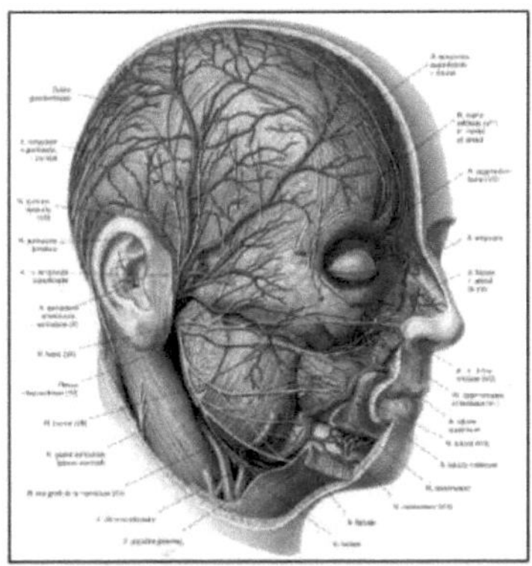

Figura 3: Vasos e nervos da extremidade cefálica

Procedimentos de reparação da PDS da extremidade cefálica

Dependendo do tamanho e da localização da perda de substância (LOS), existem vários métodos de reparação [2,3].

1- Cura controlada [4]:

O objetivo da cicatrização dirigida é obter, após uma fase inflamatória de dissuasão, um brotamento do subsolo graças à neovascularização e à epitelização espontânea a partir dos bordos do SDB.

A cicatrização pode ser conseguida através da alternância de pensos oleosos pró-inflamatórios, que incentivam o brotamento do subsolo, e pensos anti-inflamatórios à base de corticosteróides, que impedem o brotamento excessivo. A cicatrização é conseguida em 3 a 6 semanas, dependendo do tamanho do SDB.

No entanto, existem alguns impedimentos à cura dirigida que a podem bloquear, nomeadamente em condições precárias como a desnutrição, a diabetes, a hipoxia, as doenças vasculares, a anemia, a imunodeficiência, etc.

Ao retrair-se, a cicatriz reduz a sua superfície. Esta retração, muitas vezes inestética, corre também o risco de deformar as zonas periorificiais próximas.

Este procedimento é indicado para a correção de pequenos defeitos do trapézio localizados à distância das áreas periorificiais, em particular defeitos do trapézio, da testa e do canto medial do nariz, e em doentes idosos.

2- Sutura direta [5]:

Deve respeitar duas regras essenciais:

- Induzir uma cicatriz nas dobras do rosto, tanto em repouso como em mímica.

- Não deve provocar qualquer deformação das zonas circundantes, nomeadamente das zonas peri-orificiais. Por conseguinte, deve ser efectuada sem tensões nem deformações.

A sutura direta permite tirar partido da laxidez da pele facial e fechar SDBs até 2 cm.

Existem áreas "dadoras", como a bochecha, e áreas "não dadoras", como o nariz e a orelha.

3- Enxerto de pele [6]:

O tecido retirado de uma zona dadora é colocado numa zona recetora bem vascularizada onde se irá integrar.

Para obter os melhores resultados, a zona dadora deve ser escolhida tendo em conta a pigmentação, a espessura e a flacidez da área dadora e o tamanho do SDB.

A pele é esquematicamente constituída por três camadas, da superfície à profundidade: a epiderme, a derme e a hipoderme. É a espessura da amostra de pele que distingue os enxertos finos dos enxertos de pele total (TGS). Quanto mais fino for o enxerto, mais fácil é a sua colocação, mas menos estético é e mais o seu subsolo se retrai.

Para o rosto, o TPG, que envolve toda a espessura da pele e os seus apêndices, é o tipo de enxerto de pele mais utilizado.

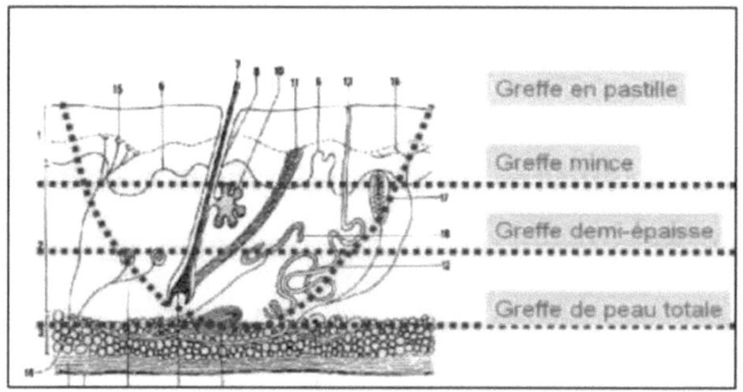

Figura 4: Os diferentes tipos de enxertos de pele

Para que o enxerto seja retirado com sucesso e sobreviva, é necessário que existam condições óptimas:

- Manuseamento cuidadoso do enxerto
- Hemostase cuidadosa da zona recetora para evitar a formação de hematomas que possam comprometer a absorção do enxerto
- Imobilização do enxerto por um zangão na presença de solo recetivo viável e não infetado.

3.1- Enxerto de pele total [7] :

Trata-se de um enxerto que remove a derme, a epiderme e os apêndices pilossebáceos. O enxerto, cujo tamanho é rigorosamente idêntico ao do SDB, é colhido com um bisturi fino, retirando os fragmentos de gordura hipodérmica da sua superfície profunda. O enxerto é suturado num único plano, sem tensão.

Os locais de colheita mais utilizados são: a região retroauricular, onde a pele é mais fina e de cor diferente, mas que tem a vantagem de não deixar cicatriz, a região pré-tragaliana, o sulco nasolabial, a região glabelar e a região supraclavicular, reservada para enxertos maiores.

A TPG pode proporcionar resultados satisfatórios na reparação de

RDB nasais e labiais, respeitando o conceito de unidades ou subunidades estéticas.

3.2- Enxertos de pele com uma espessura específica [5] :

O enxerto de pele fina fornece a epiderme, a camada basal e as papilas dérmicas. Tem uma espessura de 1,5 a 2,5 décimos de milímetro. O enxerto é facilmente removido com um dermátomo.

O couro cabeludo é o local doador preferido para a reparação de PDS nas várias unidades da extremidade cefálica.

O enxerto de pele semi-espessa envolve metade a ¾ da espessura da pele, ou seja, uma média de 4 a 7 décimos de milímetro. A pele é também colhida com o dermátomo.

Embora estes dois tipos de enxerto de pele possam aderir a um subsolo irregular ou ligeiramente sético, os resultados estéticos são medíocres com o aparecimento de retracções, irregularidades e discromia.

3.3- Enxerto composto [5, 8, 9]:

Na reconstrução palpebral ou nasal, e quando o SDB se estende para além da pele, está indicado um enxerto composto. Este pode ser condro-cutâneo, condro-mucoso ou conjuntivo-cutâneo.

A técnica cirúrgica clássica começa com a preparação do local recetor. De seguida, é feito um "molde" da SDB. O enxerto é colhido com o tamanho exato em relação ao modelo e ao SDB.

Um enxerto condro-cutâneo colhido da raiz da hélice do pavilhão auricular externo é a técnica de referência para a reparação dos SDB da asa da narina. Neste caso, um pequeno retalho cutâneo pré-auricular é utilizado para fechar a zona dadora por transposição, sem deixar sequelas visíveis.

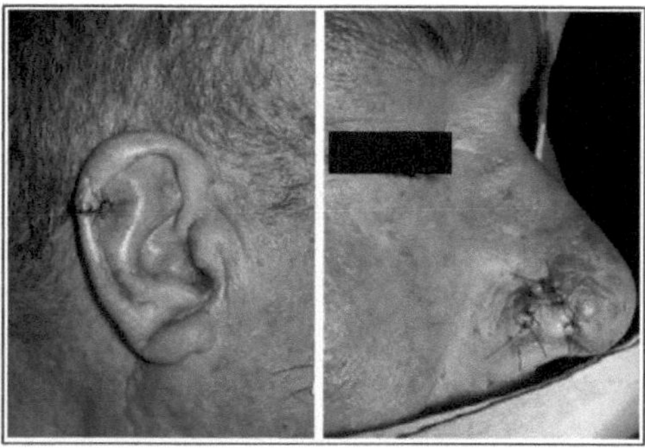

Figura 5: Reparação de SDB da asa da narina com um enxerto compósito

4- Retalhos cutâneos :

Um retalho é uma estrutura de tecido vivo que mantém a vascularização através de um pedículo. O pedículo é mantido permanente ou temporariamente em continuidade com a zona dadora, ou imediatamente anastomosado a vasos próximos da zona recetora.

Existem diferentes classificações de retalhos [10].

4.1- Classificação dos retalhos de acordo com a sua vascularização :

- ***Abanão de paternidade aleatório:***

São vascularizados pelo plexo subdérmico profundo. Sobrevivem através destas redes desde que o rácio entre o comprimento e a largura não exceda 1,5. Na face, que é bem vascularizada, este rácio pode chegar a 3 [11].

- ***Retalhos axiais :***

Contêm um sistema arteriovenoso concebido anatomicamente. Isto aumenta a relação entre o comprimento e a largura do retalho. Para retalhos com um pedículo transitório, a almofada de pele do retalho estabelece, ao longo de 2 a 3 semanas, conexões vasculares dérmicas com as bordas da SDB. O pedículo pode então ser seccionado e o retalho desmamado [12].

4.2- Classificação dos retalhos de acordo com o seu vetor de mobilização :

➢ ***<u>Abas de avanço :</u>***

Utilizando a elasticidade da pele, estes retalhos combinam o estiramento da pele e o deslizamento dos tecidos, permitindo o encerramento direto da RCD sem alterar o eixo [13].

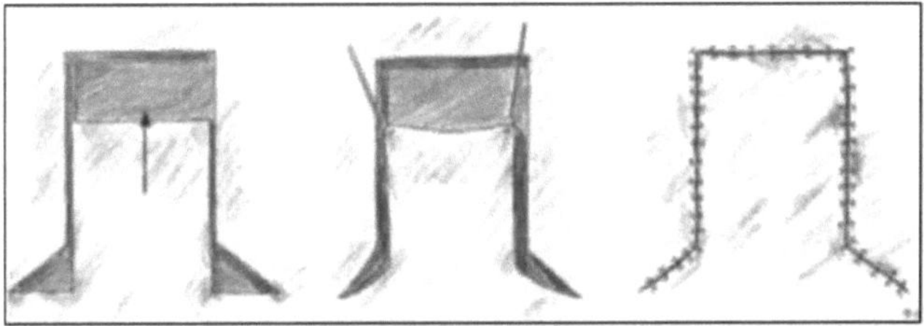

Figura 6: Retalho de avanço

➢ ***Abas de rotação :***

Uma aba de rotação corresponde esquematicamente a um arco de círculo cortado na extensão da base de uma área recetora.

A rotação pura é muitas vezes insuficiente para cobrir a área recetora. Nesses casos, deve ser adicionado um componente de avanço [12, 13].

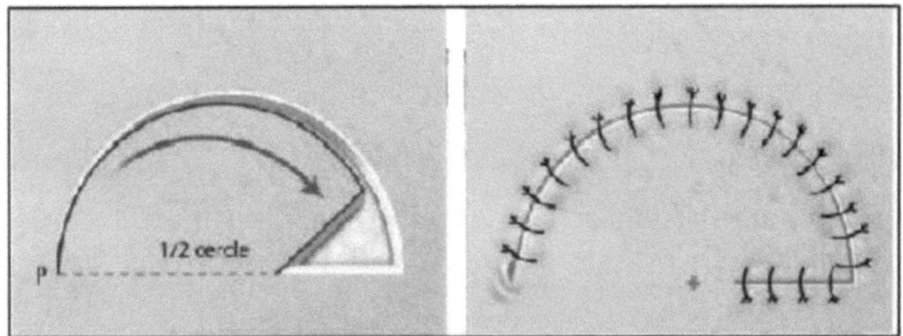

Figura 7: Aba de rotação

➢ ***Abas de transposição :***

O princípio da transposição é permitir a troca de um retalho de pele de uma zona dadora, caracterizada pela sua laxidez, para preencher uma PDS localizada numa área de pouca ou nenhuma laxidez [12, 13].

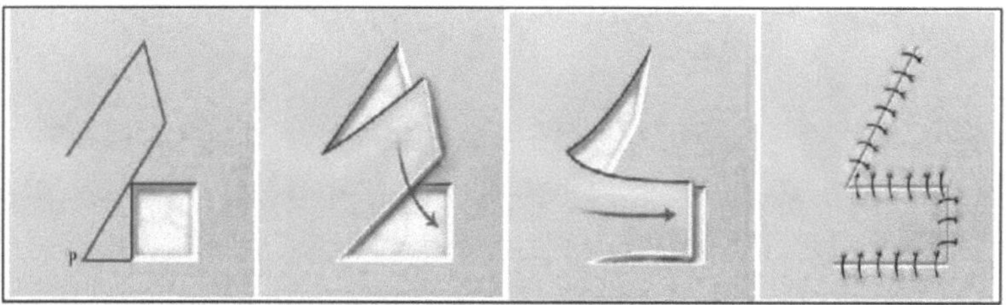

Figura 8: Aba de transposição

4.3- Classificação dos retalhos de acordo com a sua localização :

➢ ***Retalhos locais :***

Consistem na deslocação de um fragmento de tecido pertencente à mesma unidade estética onde se localiza o SDB, tendo assim as mesmas caraterísticas de coloração e textura [5].

➢ ***Retalhos loco-regionais :***

O revestimento utilizado pertence a uma unidade estética próxima daquela em que se situa o SDB [12].

➢ ***Flaps à distância :***

Pediculados ou livres, estes retalhos fornecem uma grande quantidade de tecido [14].

5- Expansão da pele :

Trata-se de uma técnica antiga utilizada principalmente para reparar as sequelas de queimaduras.

Para a reparação facial, o ganho de pele resultante da expansão pode ser explorado de três formas: retalhos locais, retalhos remotos e GPTs.

É a única técnica de cirurgia plástica capaz de proporcionar uma pele de qualidade, cor e sensibilidade normais [15].

Reparação de PDS nas diferentes unidades estéticas

1- Reparação de SDB nasal: [16,17]

Do ponto de vista anatómico, Gonzales-Ulloa foi o primeiro a falar de unidades estéticas do rosto, depois Burget e Menick definiram o conceito de subunidades estéticas do nariz, que são: o dorso, a face lateral, a ponta, as asas das narinas, o triângulo suave do convexo e a columela.

Respeitar este conceito é atualmente um princípio fundamental se quisermos um resultado satisfatório e cicatrizes mínimas.

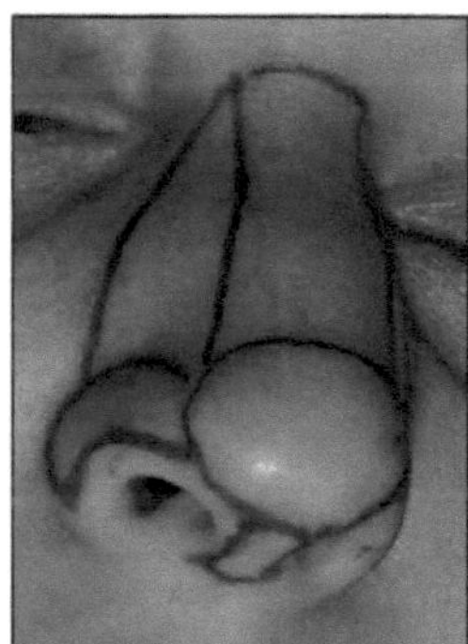

Figura 9: Subunidades estéticas do nariz

1.1- Cicatrização controlada de feridas :

Idealmente, é indicado para a reconstrução de SDB de alguns milímetros da ponta do nariz [18].

1.2- Sutura direta :

A sutura direta é particularmente útil para reparar PDS de até 1 cm do dorso e, por vezes, das superfícies laterais [19].

1.3- Enxerto de pele :

Na parte média do dorso do nariz, a GPT retrai-se pouco e dá bons resultados, especialmente em doentes idosos. A qualidade é melhor se todo o dorso for reparado numa só peça. O enxerto também é satisfatório no lado lateral do nariz.

A zona dadora de eleição para esta indicação topográfica é essencialmente a região pré-auricular.

Se o TPG tiver de ser muito extenso em indicações excepcionais, como o recobrimento de todo o nariz, a região supra-clavicular é a mais adequada devido à sua cor.

O enxerto composto também é uma indicação de escolha para a reconstrução de DRS transfixantes e limitados, particularmente das asas das narinas. A raiz da hélice é o local doador de escolha [8, 20, 21].

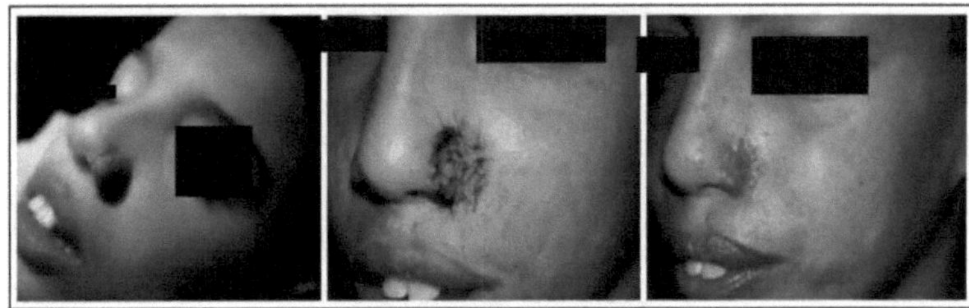

Figura 10: Reparação de SDB nasal com TPG

1.4- Retalhos cutâneos :

1.4.1- Retalhos locais :

Entre todas as técnicas, os retalhos locais desempenham um papel predominante.

Os dois terços superiores do nariz são um importante reservatório de pele para a autoplastia, particularmente nos idosos.

Os retalhos locais são utilizados para SDB de tamanho limitado (2 a 3 cm) e dizem respeito principalmente ao dorso, às superfícies laterais e à ponta do nariz.

Estes retalhos são dissecados no plano da rinoplastia, abaixo do plano muscular e acima do plano periosteal e pericondral [7].

1.4.1.1- Abas de avanço :

*1.4.1.1. a- **Retalho musculocutâneo da ilha de Rybka** :*

É pediculado na artéria alar superior e baseia-se nas fibras inferiores do músculo transverso nasal. É traçado ao nível e acima do sulco supra-alar, com a ponta a estender-se para o sulco aloan.

Nos dois terços anteriores, o retalho é incisado até ao músculo. No terço distal, a dissecção subcutânea é suficiente. O retalho é fechado em VY.

A mobilidade deste retalho é limitada, e só é adequado para SDBs menores que 15 mm e localizados na junção ponta-asa, mas a uma distância da borda da narina [22].

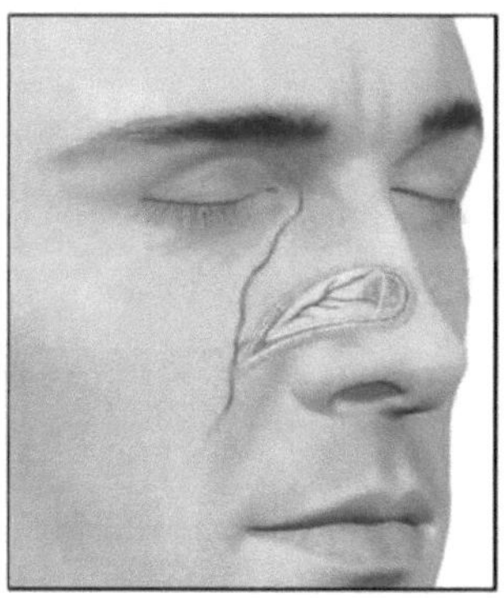

Figura 11: Aba da ilha Rybka

*1.4.1.1. b- **O retalho de avanço em ilha com pedículo subcutâneo [23,24]**:*

Este retalho, também conhecido como retalho de papagaio, é vascularizado por vasos hipodérmicos. É desenhado a partir do bordo superior do SDB. O seu comprimento deve ser entre 1,5 e 2 vezes o diâmetro do SDB.

A pá de pele de avanço triangular é libertada das suas fixações cutâneas laterais até ao plano subcutâneo. O encerramento é assegurado por uma plastia em VY.

Este retalho é particularmente adequado para a reconstrução da região glabelar e do dorso. O SDB não deve exceder 1,5 cm de diâmetro.

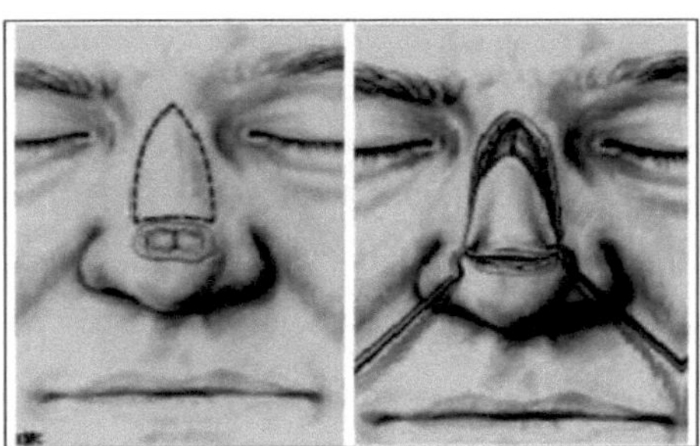

Figura 12: Retalho de avanço das ilhotas do dorso do nariz

1.4.1.1. c- A aba em forma de U de Rintala :

Trata-se de um retalho de avanço vertical no dorso do nariz. O seu fornecimento de sangue é assegurado pelos ramos longitudinais das artérias angulares.

O padrão do retalho é desenhado de cada lado do dorso, no limite das subunidades, e o seu comprimento pode ser o dobro da largura.

A dissecção é profunda, sob o músculo. A dificuldade deste retalho é a sutura horizontal na parte inferior do nariz devido à diferença de espessura entre os dois bordos, o que pode resultar numa cicatriz visível.

É utilizado principalmente para os RDS dorsais mediais inferiores a 15 mm.

Tem a vantagem de respeitar uma subunidade anatómica: o dorso, mas eleva a ponta e leva ao encerramento do ângulo nasofrontal [25].

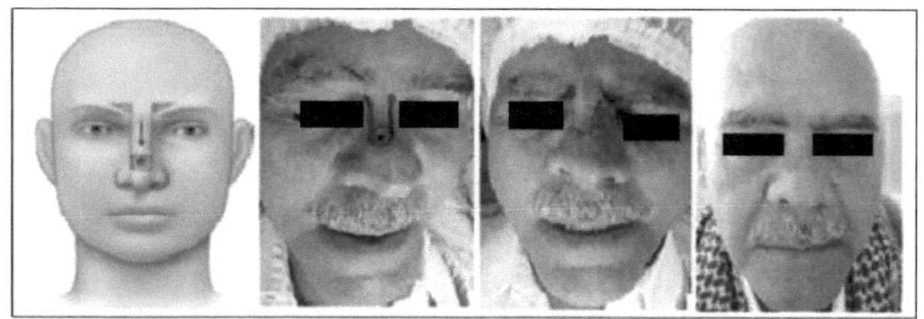

Figura 13: A aba de Rintala

1.4.1.1. d- <u>O retalho da ilha de Ono</u> :

Trata-se de um retalho fusiforme, tangencial na sua base ao PDS, e que combina um movimento de translação lateral com o avanço.

Este retalho, com um pedículo subcutâneo, está indicado para a reparação de pequenos PDS latero-nasais [26].

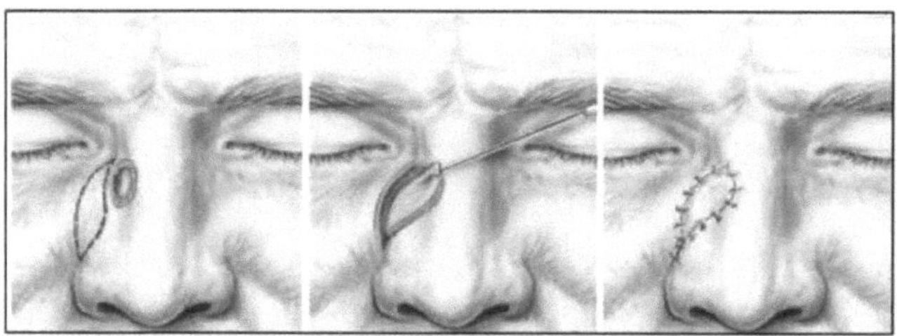

Figura 14: Retalho da ilha de Ono

1.4.1.2- A transposição de lambeauxde :

1.4.1.2. a- <u>A aba bilobada</u> :

Trata-se de um retalho de dupla transposição. O primeiro lóbulo deve ter o tamanho da SDB, o segundo lóbulo metade do tamanho e cerca de duas vezes a altura, para que possa ser fechado por simples aproximação. A rotação total da aba deve ser inferior a 110°, não devendo a rotação de cada lóbulo exceder 150°.

Este retalho é adequado apenas para SDB da ponta ou da metade superior do nariz, medindo 1,5 a 2 cm de diâmetro [14, 20, 27].

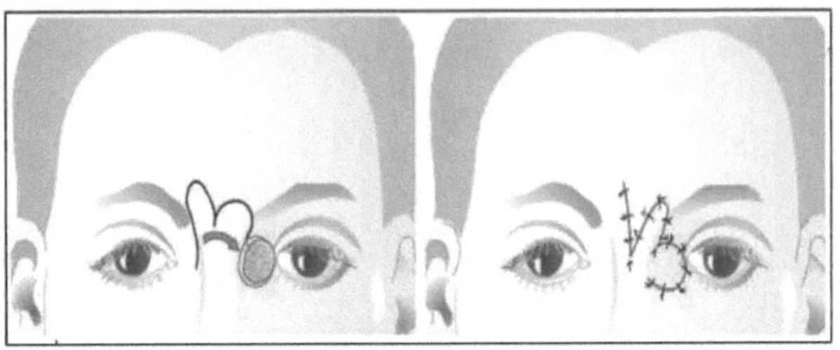

Figura 15: Aba bilobada

1.4.1.2. b- O machado de guerra :

Trata-se de um retalho subcutâneo de rotação articulada. Tem a forma de um pequeno machado, com o lado "afiado" tangente a um dos bordos da SDB numa das extremidades.

Este retalho destina-se a SDBs de 0,5 a 1,5 cm localizados lateralmente na ponta do nariz e na região medial dorsal [28, 29].

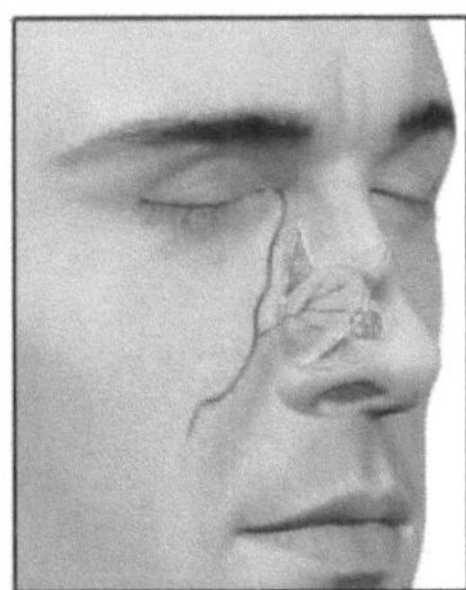

Figura 16: Aba de machado de Emmet

Foi relatada uma modificação desta técnica, transformando o pedículo subcutâneo num pedículo musculocutâneo, resultando numa maior fiabilidade e mobilidade. Como resultado, o retalho pode reparar SDBs maiores, com até 2,5 a 3 cm de comprimento.

1.4.1.2. c- Aba Dufourmentel LLL:

A plastia LLL é uma técnica descrita para a cobertura de SDB rombóides com menos de 1,5 cm junto às pregas e orifícios da face.

Tomar a bissetriz do ângulo entre o prolongamento da pequena diagonal e o de um dos lados. Transferimos para esta reta um comprimento igual a um dos lados. De seguida, traçamos uma linha paralela à diagonal longa do trapézio, para a qual transferimos outro lado. Desta forma, obtemos duas figuras que são trocadas depois de serem destacadas. A zona doadora é suturada diretamente.

Este retalho é reservado para áreas onde a pele nasal é flexível, como a parte superior da pirâmide nasal [30, 31].

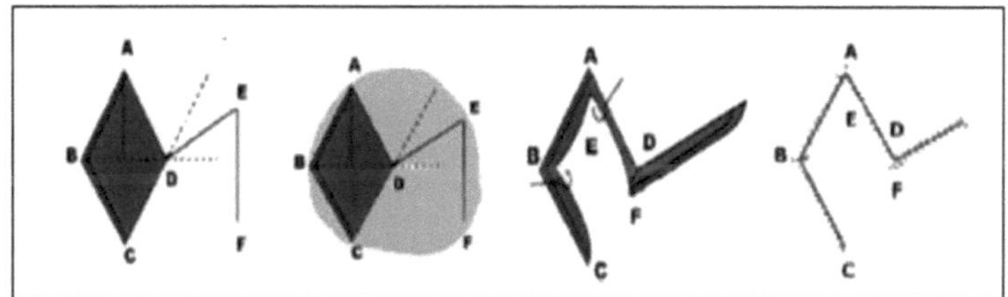

Figura 17: Esquema da plastia LLL

1.4.1.2. *d-* ***<u>Retalho romboide de Limberg</u>*** *:*

Este retalho de transposição unilobulado tem um movimento predominante de rotação-transposição. É semelhante ao retalho LLL, mas tem um desenho diferente.

Da mesma forma, este procedimento de reparação está indicado para a preparação de PDS rômbicos nasais superiores com menos de 1,5 cm [32, 33].

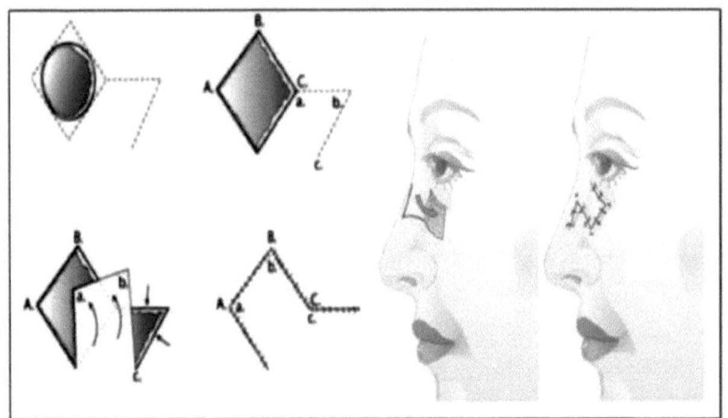

Figura 18: Retalho de Limberg

1.4.1.3- Abas de rotação :

1.4.1.3. a- O retalho naso-glabelar de Rieger :

Trata-se de um retalho de rotação que pode ser utilizado para reparar os SDB da ponta mediana ou paramediana do nariz com menos de 2 cm de tamanho, colocando as cicatrizes nos bordos das subunidades nasais estéticas.

Este retalho é pediculado nos vasos angulares da região cantal homolateral à SDB. É também vascularizado pela lâmina aponeurótica larga, que depende da extremidade da artéria facial.

Na região glabelar, a dissecção é subcutânea. O encerramento é efectuado em dois planos, prestando especial atenção à cicatriz horizontal.

Este retalho é reservado para doentes idosos com boa cicatrização e laxidez cutânea significativa [22, 34].

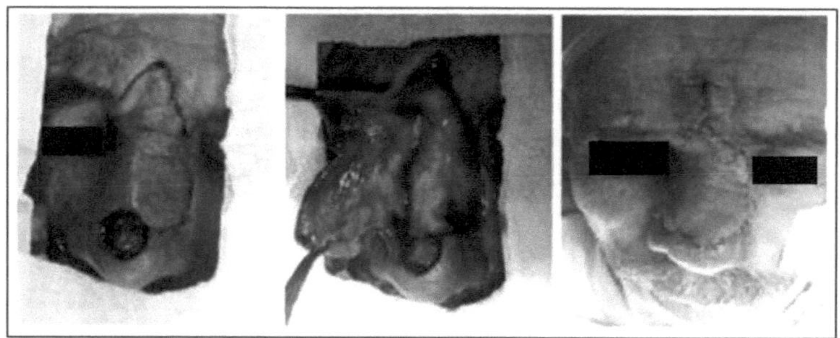

Figura 19: Aba de Rieger

1.4.1.3. b- **O caso Marchac :**

Marchac adoptou a técnica de Rieger, pediculando o retalho sobre os vasos angulares no lado oposto ao PDS.

A estreiteza do seu pedículo permite-lhe uma rotação de 120° a 150°, o que é ainda mais facilitado pela dissecção dos músculos da região cantal medial.

Este retalho é, portanto, indicado para a reconstrução de SDB da parte média do nariz que não exceda 2 cm no eixo maior [34, 35].

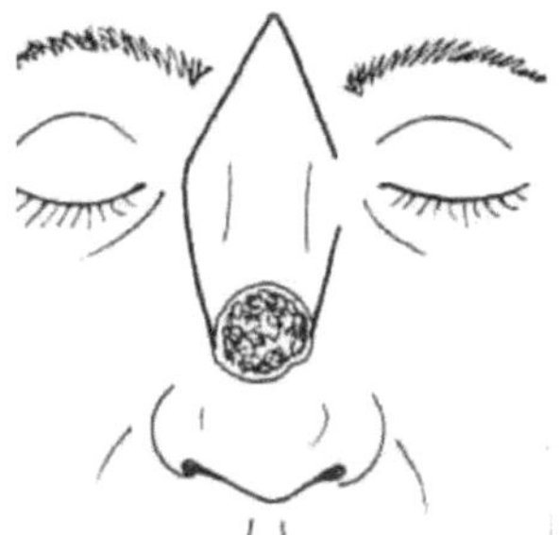

Figura 20: Alinhamento da aba Marchac

1.4.1.3. c- ***O retalho de rotação glabelar:***

Trata-se de um retalho axial, alimentado pelo pedículo vascular cantal interno. É utilizado para cobrir a SDB da parte superior do dorso. É dissecado subcutaneamente. O resultado é uma pele espessa ao nível do canto medial, que deve ser desengordurada. Além disso, esta técnica pode provocar uma aproximação das sobrancelhas.

que pode ser aliviada por uma Z-plastia ao nível frontal [36, 37].

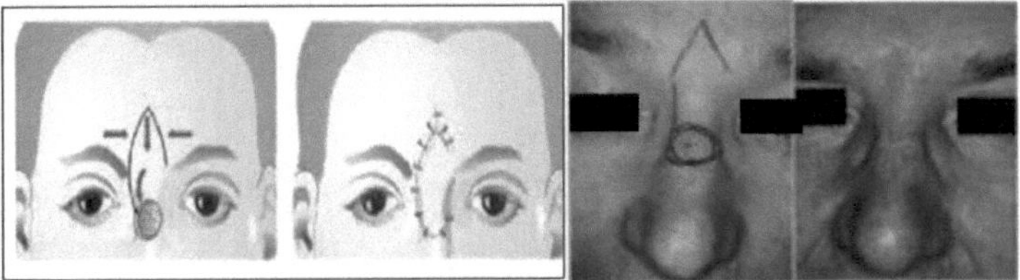

Figura 21: Retalho glabelar rotacional

1.4.2- Retalhos regionais :

As autoplastias locais tornam-se insuficientes quando o tamanho do SDB excede aproximadamente 2 cm. Devido à sua proximidade geográfica, a bochecha e a testa tornam-se os locais preferidos para a doação.

1.4.2.1- Retalhos nasolabiais:

A pele jugal é redundante e geralmente permite a transferência de grandes retalhos nasolabiais.

1.4.2.1. a- <u>O retalho nasolabial de Préaux de pedículo superior</u>:

Trata-se de um retalho de transposição com uma charneira cutânea, desenhada ligeiramente para fora dos sulcos nasolabial e alongeal. A sua largura é idêntica ou ligeiramente inferior à do SDB.

Devido à sua boa vascularização, pode ter 2 a 2,5 cm de largura e 8 a 10 cm de comprimento, permitindo uma reconstrução fácil, mantendo a zona dadora fechada sem tensão excessiva e restaurando o sulco nasolabial.

A dissecção é efectuada num plano subcutâneo. O desengorduramento intra-operatório do retalho é a parte mais importante da operação e a única forma de garantir um bom resultado estético, uma vez que reduz o linfedema pós-operatório.

Este retalho é o retalho de referência para a reconstrução de SDB envolvendo a margem da narina, e dobrado sobre si mesmo, pode ser usado para reparar SDB transfixantes parciais da asa nasal. Também pode ser utilizado para reparar os SDB da face lateral do nariz ou da columela [38, 39, 40].

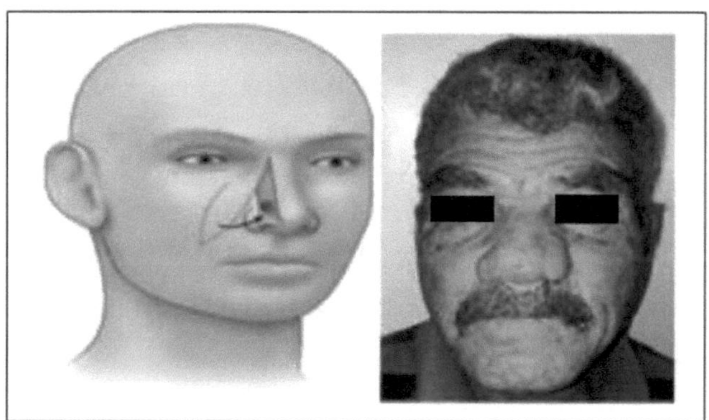

Figura 22: Retalho nasolabial de Préaux

1.4.2.1. b- <u>Retalho nasolabial com pedículo inferior</u>:

Este retalho é utilizado com menor frequência. Pode ser usado para reconstruir os RPD da columela e da região lateronasal [22, 37].

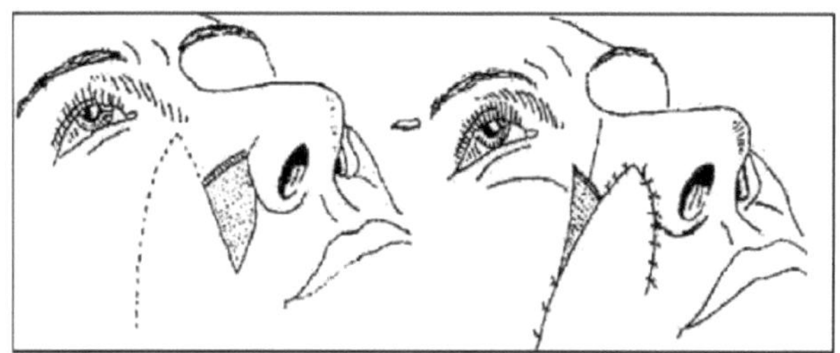

Figura 23: Retalho nasolabial com pedículo inferior

1.4.2.1. *c- **Retalho nasolabial de Burget com pedículo subcutâneo superior:***

Trata-se de um retalho pediculado subcutâneo alógeno transitório, utilizado para os DRS não transfixantes que envolvem mais de 50% da asa da narina. O padrão do retalho, feito à medida da asa da narina oposta, é reproduzido logo acima do sulco nasolabial, acrescentando 1 mm a todas as suas dimensões.

A extremidade distal do retalho, que será suturada à ponta do nariz, é traçada ao nível da comissura bucal. A dissecção, que é muito superficial nesta extremidade, torna-se mais profunda à medida que se aproxima da asa do nariz. O pedículo é desmamado na terceira semana. A pele residual da asa nasal é substituída pela porção máxima do retalho, cuja retração acentua o aspeto lobular da asa reconstruída.

Este retalho tem a vantagem de tratar a asa da narina na sua unidade estética, desde que a SDB não se estenda acima do sulco sub-alar.

No entanto, o preenchimento parcial do sulco nasolabial e o apagamento do sulco supra-alar são praticamente constantes. Quando o SDB está perto da borda da narina, a retração da cicatriz inevitavelmente faz com que a borda livre da narina se eleve.

Foi para colmatar estas várias imperfeições que Burget recomendou a utilização desta plastia combinada com um enxerto de cartilagem [41, 42, 43].

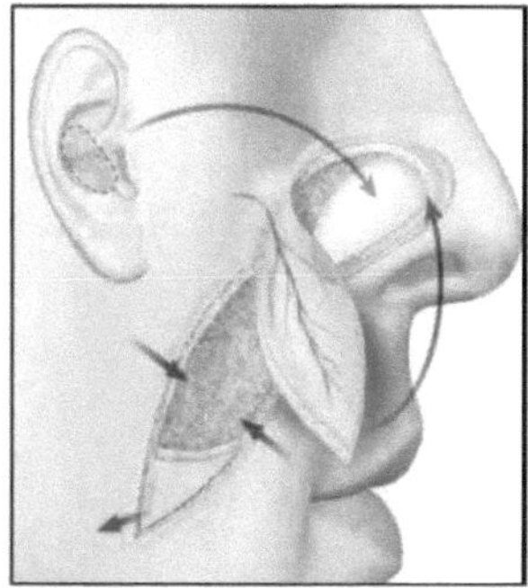

Figura 24: Retalho nasolabial transitório de Burget

1.4.2.1. d- <u>Retalho nasolabial com pedículo subcutâneo</u>:

Este retalho, com um pedículo subcutâneo e celular, permite a reconstrução de

PDS da face lateral do nariz [35, 44]].

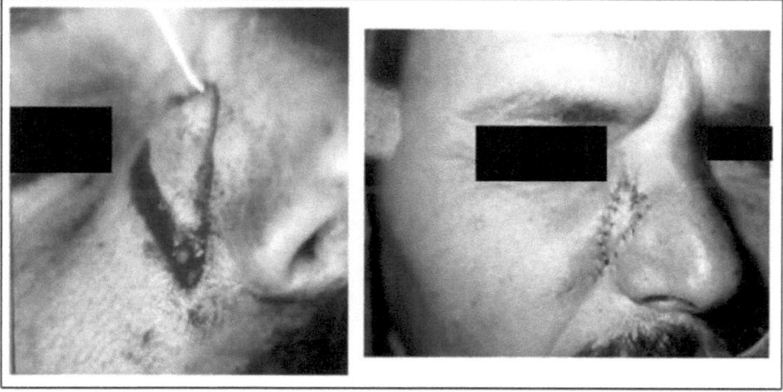

Figura 25: Retalho nasolabial com pedículo subcutâneo

1.4.2.1. e- <u>O retalho musculocutâneo nasolabial em ilha</u>:

Este retalho é desenhado no sulco nasolabial, que inclui o músculo elevador do lábio superior e a asa do nariz, sendo este músculo um verdadeiro cruzamento vascular.

Este procedimento é indicado para o reparo de pequenos SDBs, não excedendo 1cm, da asa da narina ou da columela [7].

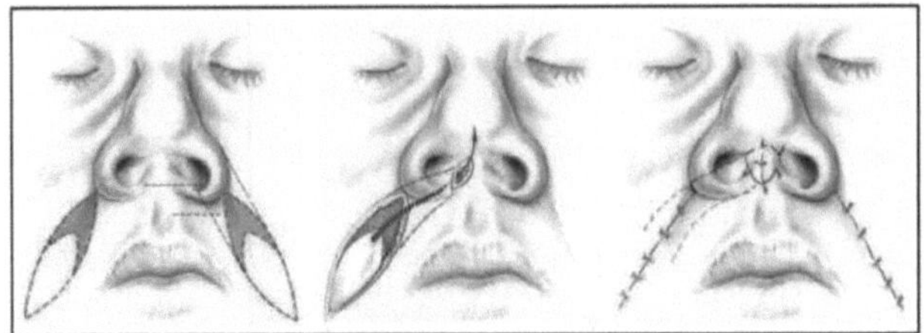

Figura 26: Retalho musculocutâneo nasolabial em ilha

1.4.2.1. f- <u>O retalho "in and out" de Pers transformado em retalho nasolabial</u>:

Este retalho é pediculado na artéria labial superior localizada na sua extremidade superior-interna ao nível do sulco alar. É indicado para a reparação de SDB transfixantes do bordo da asa da narina, que podem estender-se até ao sulco da asa.

O desenho do retalho é traçado no sulco nasolabial, a incisão mediana é superficial no sulco, a incisão lateral é mais profunda na bochecha.

O descolamento efectua-se no tecido subcutâneo superficialmente nos dois terços inferiores, depois mais profundamente, com dissecção profunda do pedículo para obter a mobilidade necessária.

O retalho é então rodado em torno da sua dobradiça nasolabial. A parte superior do retalho é suturada à margem mucosa do SDB. A parte distal, meticulosamente desengordurada, é dobrada sobre si mesma para reconstituir a margem da narina e a face externa da asa da narina [22, 45, 46].

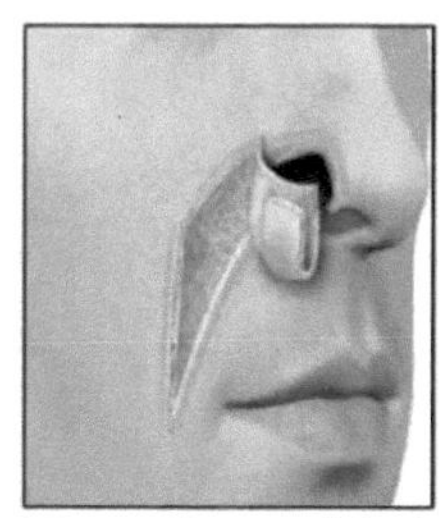

Figura 27: Retalho nasolabial em ilha

1.4.2.2- Abas da testa :

A testa é o local doador ideal devido à qualidade, textura e cor da sua pele, que é semelhante à do nariz, e à sua fiabilidade vascular [47].

1.4.2.2. a- __O retalho paramediano da testa__ :

Este é o retalho de referência para qualquer SDB do nariz, qualquer que seja o tamanho ou a localização, particularmente a ponta, a asa ou a columela.

Trata-se de um retalho cutâneo axial centrado numa única artéria supra-troclear no lado da SDB. O desenho do retalho cutâneo, baseado num padrão da SDB, pode estender-se para além da inserção do cabelo, particularmente se o retalho tiver de atingir a columela.

A dissecção começa na parte superior da pá da pele e efectua-se em três planos diferentes. É estritamente subcutânea na extremidade distal. No terço médio, é submuscular e torna-se subperiosteal na parte proximal.

O retalho é normalmente desmamado ao fim de três semanas [48, 49, 50].

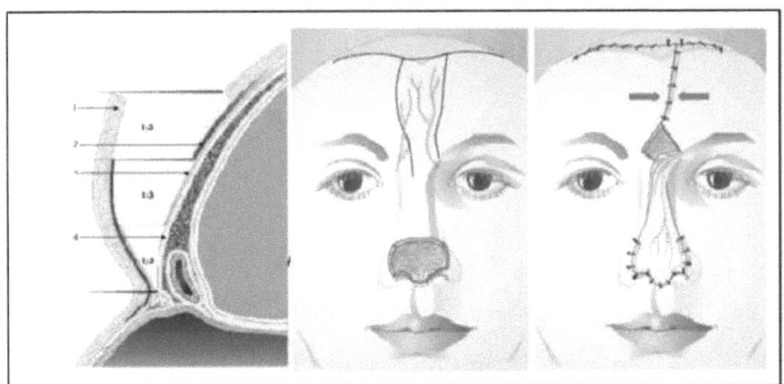

Figura 28: Retalho paramediano da testa

1.4.2.2. b- O retalho medial da testa:

O retalho frontal mediano perdeu muito do seu interesse, pois desperdiça duas artérias supra-trocleares e seu pedículo, muito largo, limita sua rotação, dificultando o alcance da parte inferior do nariz [37,51].

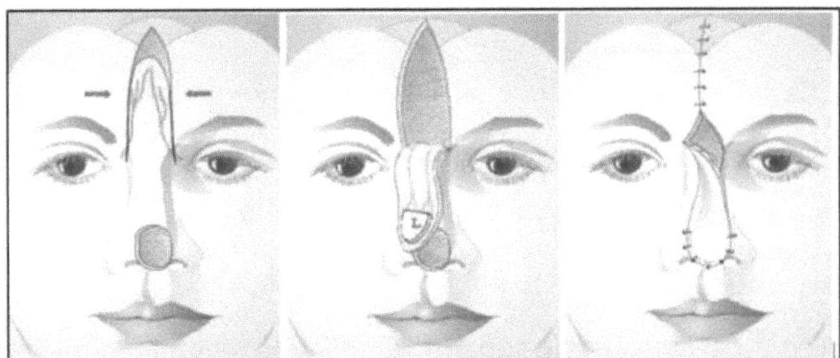

Figura29: Retalho medial da testa

1.4.2.2. c- O retalho oblíquo da testa :

A paleta cutânea é desenhada ao nível da parte lateral da testa, com um pedículo vascular que deixa de ser vertical e passa a ser oblíquo. Muitos autores sugerem a colheita do músculo frontal para aumentar o fornecimento vascular.

É utilizada para pessoas com uma testa pequena e uma linha de cabelo baixa.

Também é indicado quando o SDB é baixo no nariz, particularmente na columela, uma vez que este retalho tem um grande raio de ação [22, 51].

1.4.2.2. *d- __O retalho em ilha da testa com pedículo subcutâneo__:*

Este retalho é colhido como uma ilha a partir de uma artéria frontal interna. A incisão é efectuada até ao periósteo frontal na parte inferior. A dissecção é então efectuada após a remoção da pele que separa o SDB da parte inferior do retalho cutâneo. Por fim, o retalho é tunelizado. Este retalho deixa uma cicatriz mínima e evita o desmame secundário, mas na presença de compressão vascular no túnel, apresenta um maior risco de necrose [18].

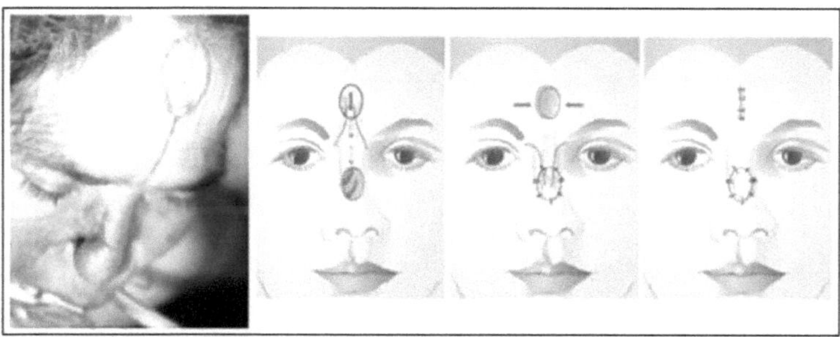

Figura 30: Retalho em ilha frontal

1.4.2.2. *e- __Gaivota de Millard__:*

Este retalho tem uma forma particular com uma pá trifoliada. É pediculado numa única artéria supra-troclear, e destina-se à reparação da cobertura externa do complexo apio-columelar e das asas [26].

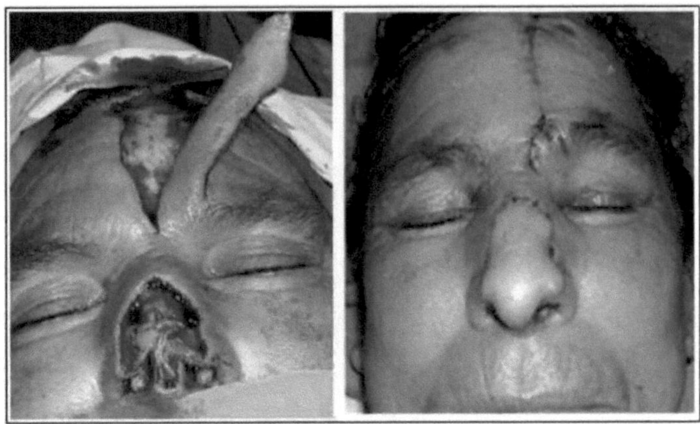

Figura 31: Aba de asa de gaivota de Millard

1.4.2.2. *f- Aba bifurcada de Pollet :*

Permite a reconstrução da columela graças a duas extensões laterais desenhadas na parte superior do retalho, que se vão afastando à medida que a ponta precisa de se projetar [22].

1.4.2.2. *g- O retalho inverso do couro cabeludo :*

Este retalho é utilizado quando é impossível reconstruir a camada profunda com retalhos cutâneos e/ou mucosos locais.

Utiliza a vascularização do ramo anterior da artéria temporal superficial contralateral, anastomosando-se com as artérias supra-trocleares.

A palheta de pele, com pedículo superior, tem cerca de 7 a 8 cm de largura, dependendo do SDB a ser reparado. É desenhada no lado oposto ao pedículo temporal utilizado. Desce acima da sobrancelha preservada, com a incisão interna a 2 ou 3 cm fora da linha média.

O descolamento é efectuado à frente do músculo da testa preservado, deixando a pele suficientemente flexível para harmonizar a ponta do nariz.

O músculo da testa é incisado medialmente ao mesmo tempo que a incisão interna.

Desta forma, a incisão continua no couro cabeludo a partir da incisão externa e junta-se à incisão bicoronal habitual, deslocando-se para trás para terminar atrás do pavilhão auricular. A palete é então dobrada sobre si própria para reparar a columela e as asas do nariz.

A reparação da área dadora é normalmente efectuada na altura da secção do retalho, na terceira semana, utilizando o GPT [18].

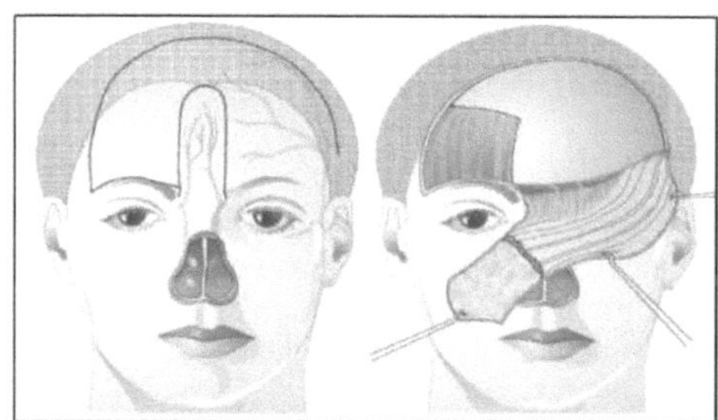

Figura 32: retalho de couro cabeludo invertido

1.4.2.2. h- __O retalho "para cima e para baixo" de Gillies:__

Este retalho é pediculado nos vasos frontais internos e externos. A palheta vertical de pele é desenhada sobre a sobrancelha contralateral. A cicatrização é significativa, minimizando a sua utilização [26].

1.4.2.2.i- __O retalho medial da testa com pedículo superior:__

Trata-se de um retalho medio-frontal. O seu pedículo está localizado no couro cabeludo. Este retalho é utilizado na correção de SDB distal com uma testa baixa ou se houver uma contraindicação para o retalho paramediano da testa.

A palheta de pele é retirada da parte média da testa, sob a forma de um fuso com um eixo vertical.

A dissecção do pedículo estende-se até à raiz da hélice para que o retalho possa alcançar a columela sem dificuldade [52, 53].

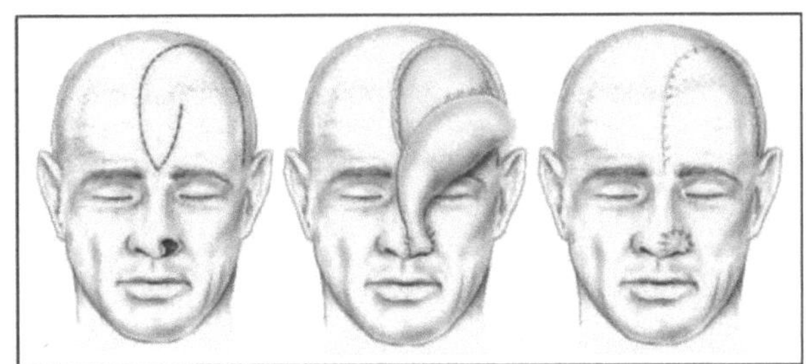

Figura 33: Retalho medial do pedículo superior da testa

1.4.2.2. *j-* **A aba do supra-arco de Schmid-Meyer :**

Trata-se de um retalho tubulado com um pedículo supraorbitário interno, que permite a transposição da pele temporal reforçada com cartilagem auricular para a ponta do nariz. Trata-se de um retalho longo e meticuloso que requer pelo menos três operações, incluindo uma para a autonomização.

Este procedimento destina-se à transfixação de SDB da asa nasal que se estende até à ponta ou à columela.

Este método tem a vantagem de fornecer um retalho reforçado, pré-fabricado com o tamanho exato da SDB, evitando assim qualquer espessura adicional [54].

1.4.2.3- Retalhos retro-auriculares :

1.4.2.3. a- ***Retalho temporo-retro-auricular de Washio*** *:*

Este retalho fornece pele e cartilagem auricular para a reconstrução de SDB transfixantes da asa nasal [55].

1.4.2.3. b- **Retalho retroauricular de ortichochea :**

O retalho ortichochea é constituído pela pele retroauricular, a concha e a pele que a cobre na face anterior.

Trata-se de uma técnica em três etapas: primeiro, os vasos retroauriculares são seccionados para vascularizar o retalho na rede superficial. Três semanas depois, o retalho é transposto para o nariz através de um movimento pendular sobre um pedículo fronto-parieto-retro-auricular. O desmame e o reposicionamento são efectuados três semanas mais tarde [18].

2- Reparação do SDB jugal :

A bochecha é espontaneamente menos percetível que as regiões centrofaciais. Nesta região, as cicatrizes devem ser colocadas, tanto quanto possível, em torno da periferia da unidade jugal ou na direção das linhas de baixa tensão da pele [56, 57, 58].

2.1- Sutura direta :

Pode ser utilizado para fechar SDBs até 2 cm. Para reduzir o risco de depressão central, particularmente em áreas convexas, os cantos do fuso devem ser bem desengordurados.

Se o eixo da SDB não estiver alinhado com as linhas de baixa tensão da pele, pode ser modificado por uma plastia em S, ou mesmo curvando a linha. A cicatriz também pode ser orientada por uma plastia em Z ou W.

O fuso também pode ser encurtado através de uma plastia em V-Y ou M para evitar o cruzamento de um limite anatómico periférico [59].

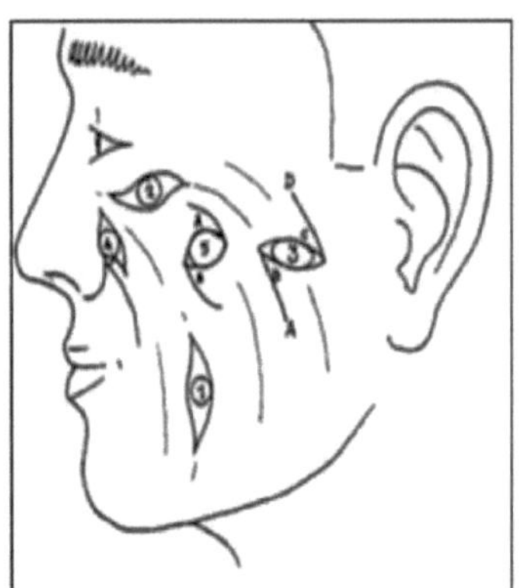

Figura 34: Recapeamento da pele; 1: Ressecção fusiforme, 2: Fuso em forma de S, 3: Ressecção em forma de Z, 4: Ressecção em Y-V (ou M)

2.2- Cicatrização controlada de feridas :

A cicatrização controlada é frequentemente rápida graças à rica vascularização dos tecidos jugais. A cicatriz retrai-se, reduzindo a sua superfície, mas permanece muitas vezes inestética. Esta retração corre também o risco de deformar as zonas periorificiais próximas.

Como resultado, este procedimento é reservado para pacientes idosos em mau estado geral e para SDB localizados a uma distância de áreas periorificiais, como a região pré-auricular [60].

Na nossa série, este método de reparação foi utilizado para fechar um PDS pré-auricular jugal externo.

2.3- Enxertos de pele :

São frequentemente responsáveis por um efeito de mancha inestético, especialmente em zonas internas e/ou pilosas, o que limita a sua utilização [61].

Os enxertos de pele na bochecha são, por isso, reservados para determinadas indicações:

- Cobertura de uma área com elevado risco de recidiva carcinológica
- Cobertura rápida para pessoas em mau estado geral
- Cobertura em unidades estéticas, nomeadamente para as cicatrizes de queimaduras, para as quais não é possível um retalho local

2.4- Retalhos cutâneos :

2.4.1- Retalhos locais :

Aplicam-se aos SDB em que a excisão fusiforme corre o risco de deformar as áreas adjacentes ou em que há falta de laxidez da pele.

2.4.1.1- Abas de transposição :

2.4.1.1. a- <u>Abas de Dufourmentel e Limberg LLL</u>:

O retalho LLL é usado principalmente na reconstrução de SDB jugal lateral e em forma de diamante. As incisões são escondidas, tanto quanto possível, nas dobras naturais da face [62].

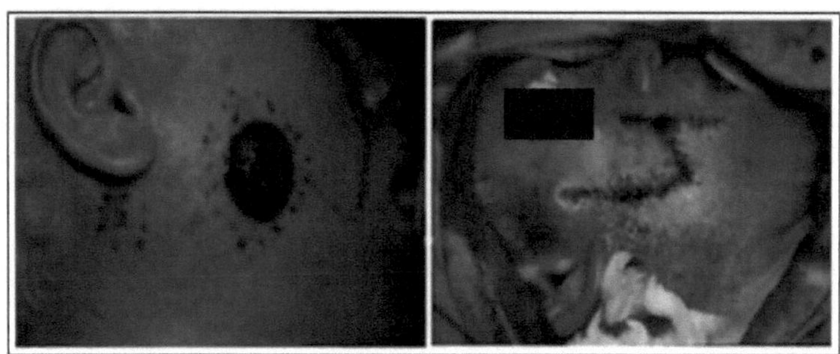

Figura 35: Aba LLL

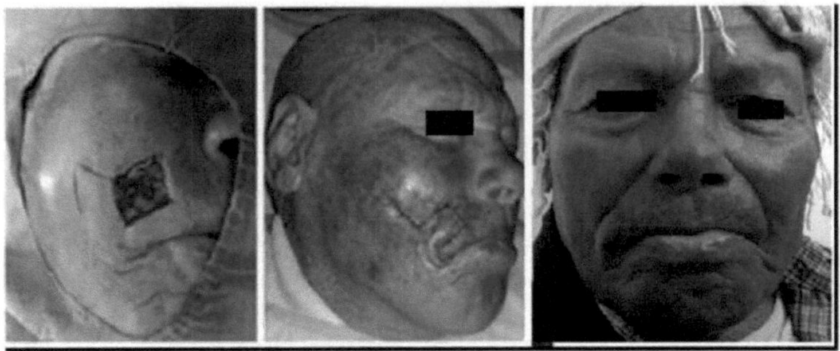

Figura 36: Retalho de Limberg para uma lesão que abrange a bochecha e o lábio

2.4.1.1. b- A aba bilobada :

É utilizado para reconstruir defeitos jugais laterais utilizando a flacidez da pele cervical e retroauricular. O primeiro retalho é utilizado para preencher o SDB. O defeito resultante é reparado com um segundo retalho, mais estreito, na região jugal, cervical ou retroauricular, dependendo da localização do SDB [62, 63].

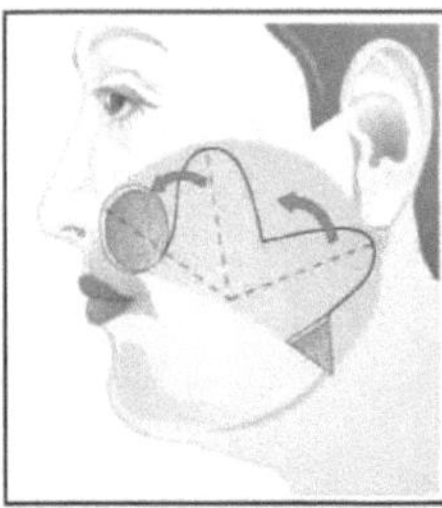

Figura 37: Aba bilobada

2.4.1.2- Flaps de avanço e/ou rotação :

2.4.1.2. a- A aba do papagaio :

Este retalho, de forma triangular, com uma base superior e um pedículo subcutâneo, está particularmente indicado para a reconstrução de SDB limitados, não excedendo 2 cm na região nasolabial [64].

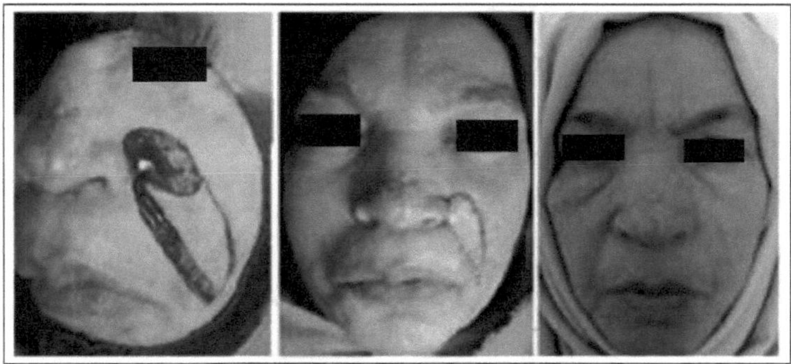

Figura 38: Aba de papagaio

2.4.1.2. b- O retalho temporo-jugal de avanço-rotação:

Mustardé descreveu o retalho de rotação jugal para a reconstrução da pálpebra inferior. O mesmo princípio pode ser utilizado para a reconstrução de SDB moderados localizados dentro dos limites superiores da unidade jugal: zigomático, suborbital ou latero-nasal alto.

O trajeto deste retalho, vascularizado principalmente por ramos da artéria facial, parte do bordo superior-externo do SDB e corre superior e posteriormente para se juntar ao canto externo. Torna-se então arciforme com uma concavidade inferior para atingir a região temporal e chegar ao nível da hélice.

A dissecção é efectuada por via subcutânea [65, 66, 67].

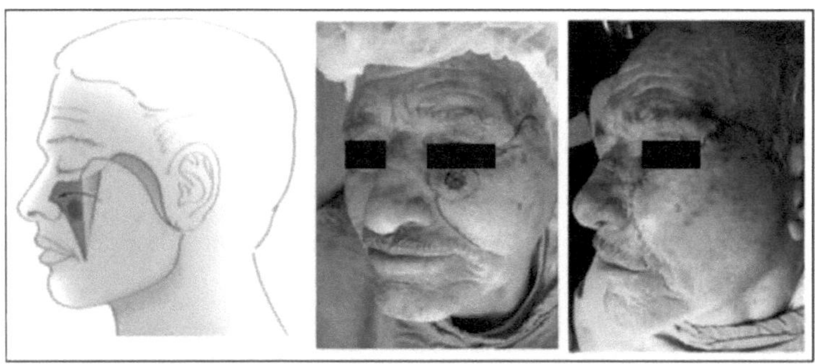

Figura 39: Retalho jugal em mostarda

2.4.2- Retalhos loco-regionais :

Podem ser utilizados para cobrir defeitos superiores a 3 cm, utilizando a laxidez da pele localizada nas regiões cervical e cérvico-cinzenta.

2.4.2.1- O retalho orbito-naso-geniano :

É vascularizado axialmente pela artéria angular, o que lhe confere uma grande superfície de amostragem. Inicia-se medialmente a partir do canto medial e desce medialmente até ao sulco nasolabial, seguindo depois a asa da narina e o sulco nasolabial. Lateralmente, o limite superior é ligeiramente inferior e desce numa curva praticamente paralela ao sulco nasolabial. Dependendo da laxidez da pele, a dimensão máxima é de 10 x 5 cm.

Em termos de reconstrução jugal, este retalho é principalmente adequado para a reconstrução da PDS jugal interna [68].

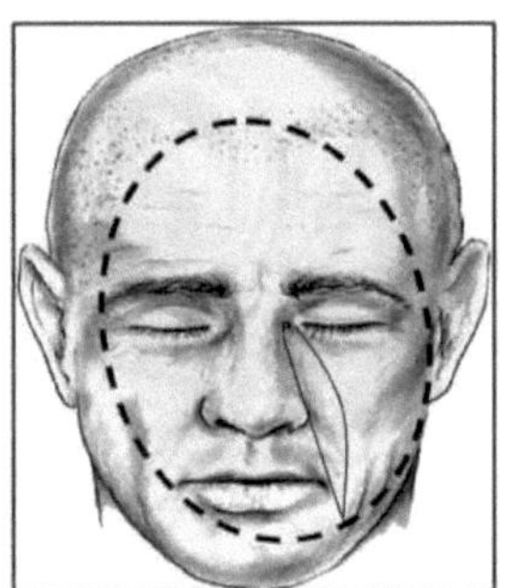

Figura 40: Retalho órbito-naso-geniano

2.4.2.2- Retalhos cérvico-faciais :

2.4.2.2. a- <u>Retalho cervico-facial de avanço-rotação de Starck :</u>

Este retalho, cujo fornecimento de sangue é assegurado por ramos da artéria facial, utiliza o mesmo princípio que o retalho de Mustardé. Na parte inferior, a incisão é em forma de C e termina a nível submandibular nas pregas cervicais.

Este procedimento é ideal para a cobertura de SDB jugal superior-interno [64].

2.4.2.2. b- <u>O retalho de avanço-rotação jugo-cervico-peitoral</u> :

Para SRP maiores, até 10 cm, pode também ser utilizada a pele do peitoral.

A linha segue os limites periféricos da unidade jugal, contornando o lóbulo da orelha, seguindo a linha do couro cabeludo atrás da orelha, descendo depois para a região cervical 1 a 2 cm atrás do bordo lateral do músculo trapézio. Em seguida, junta-se à articulação acromioclavicular e segue o sulco delto-peitoral até terminar aproximadamente 3 cm acima da placa aréolo-niplear. O plano de dissecção na face é subcutâneo, depois sob o músculo platisma na região submandibular e abaixo das aponeuroses hioide e peitoral.

A zona dadora é fechada com uma plastia em VY ou um enxerto de pele [1].

2.4.2.2. c- <u>Retalho cervico-facial de translação vertical</u> :

Este retalho utiliza a pele cervical submental. É indicado para a reparação de grandes SDB mediojugal.

A incisão passa pela junção das subunidades estéticas jugal, latero-nasal, labial-superior e inferior e, finalmente, pelo queixo.

A dissecção é efectuada ao longo da superfície profunda do SMAS. É estendida lateralmente para terminar na linha vertical que passa pelo canto externo [69].

2.4.2.2. d- O retalho submental :

Este retalho permite utilizar a flacidez da pele submental para reconstruir a região medial da bochecha nos seus dois terços inferiores. Trata-se de um retalho axial pediculado na artéria submental.

O limite superior situa-se imediatamente abaixo da margem mandibular. O limite inferior é avaliado através de um beliscão da pele, para que possa ser fechado numa primeira fase.

A dissecção é feita em contacto com a superfície posterior do músculo platisma, a partir do ângulo da mandíbula, evitando danificar o ramo marginal do nervo facial. O retalho é então elevado do lado contralateral, em direção ao pedículo, mantendo-se sempre em contacto com a superfície posterior do músculo platisma até ao músculo digástrico homolateral. O ventre anterior deste músculo é incluído no retalho submental [70].

2.4.2.3- Retalhos retro-auriculares :

A pele retroauricular pode ser transferida como um retalho de transposição para a bochecha [1].

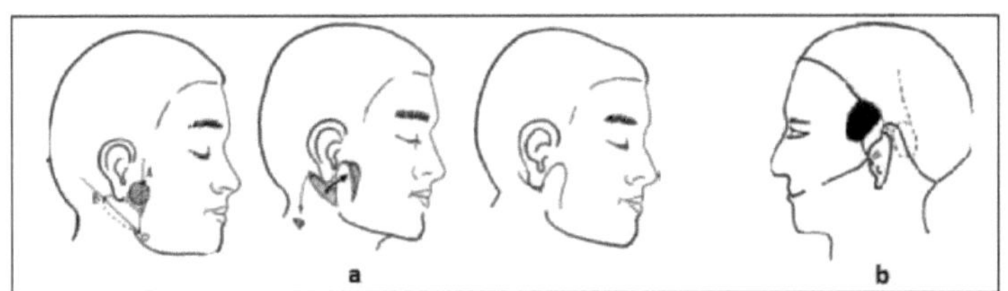

Figura 41: Retalhos retro-auriculares; a : Retalho de transposição retro-auricular com pedículo inferior b: Retalho de transposição retro-auricular com pedículo superior

2.4.2.4- Abas da testa :

O retalho de couro cabeludo Converse, que é vascularizado pelos vasos frontais e temporais superficiais, é um retalho de testa útil para o RDB jugal extenso e permite que toda a pele de uma hemifronte seja transferida com boa segurança vascular [71].

2.4.3- Flaps à distância :

Frequentemente espessos, os retalhos remotos são raramente utilizados e estão reservados para os grandes SDB.

2.4.3.1- O retalho antebraquial :

O retalho antebraquial é o retalho mais utilizado na cirurgia reconstrutiva cervicofacial devido à sua fiabilidade, facilidade de colheita, múltiplas possibilidades de cobertura dos RCD e bons resultados cosméticos. É um retalho fasciocutâneo vascularizado pelas artérias perfurantes septocutâneas do pedículo radial [72].

2.4.3.2- Retalho do músculo dorsal maior :

Este retalho altamente fiável caracteriza-se pela sua elevada disponibilidade e fiabilidade vascular. Pode ser colhido sob a forma puramente muscular ou musculocutânea, tornando possível a reconstrução de SDB extensos, cutâneos ou mucosos.

A pá cutânea pode atingir 15x25cm. Trata-se de uma pá cutânea, sem pêlos, adaptada ao SDB jugal [2, 72, 73].

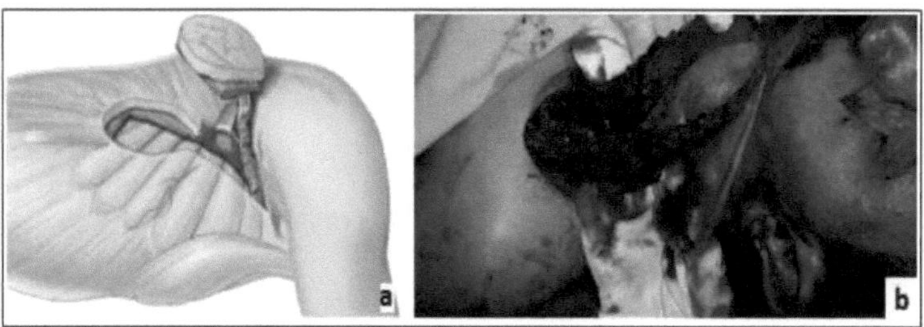

Figura 42: Retalho do músculo dorsal maior; a : Bases anatómicas do retalho dorsal maior; b:

2.4.3.3- O retalho deltopeitoral :

O retalho deltopeitoral pode cobrir a porção jugal inferior e a região parotídea. É vascularizado por perfurantes da mamária interna do segundo, terceiro e quarto espaços intercostais.

A dissecção é efectuada sob o deltoide e a fáscia peitoral. O desmame é efectuado após pelo menos três semanas e a zona dadora é enxertada [2].

2.4.3.4- O retalho peitoral :

É um retalho fiável, mas menos utilizado desde a utilização dos retalhos livres. O seu arco de rotação permite-lhe atingir os dois terços inferiores da face.

As sequelas funcionais são mínimas, ao contrário das sequelas estéticas, sobretudo nas mulheres. Nos homens, o crescimento do pelo pode interferir com a colocação da almofada de pele na boca [1].

2.5- Expansão da pele :

A expansão da pele é utilizada para aumentar a área de superfície da pele jugal residual ou dos locais doadores de retalho.

Este procedimento só pode ser utilizado em situações não urgentes, sendo geralmente reservado para a cobertura de lesões benignas ou para o tratamento de sequelas.

O plano em que o expansor é colocado na bochecha é subcutâneo e acima do plano do nervo facial. Na zona jugal, a incisão é mais frequentemente efectuada no bordo da lesão ou verticalmente na zona pré-auricular.

A escolha da forma do expansor depende da área a ser coberta e do retalho planeado. Se for planeado um retalho de avanço ou transposição, é preferível um expansor retangular; por outro lado, se for planeado um retalho de rotação, é preferível um expansor redondo [74].

3- Reparação do SDB frontal e temporal:

A têmpora, ao contrário da testa, tolera a cicatrização, uma vez que se situa na região laterofacial, que é difícil de ver quando se olha para o indivíduo de frente.

3.3- Cicatrização controlada de feridas :

A cicatrização controlada não deve ser esquecida quando o SDB é de tamanho moderado e a uma distância das sobrancelhas. Nestas condições, pode dar bons resultados estéticos, nomeadamente na zona das têmporas.

Num contexto traumático, a cura dirigida de áreas não suturáveis continua a ser a única alternativa possível em alguns casos [75].

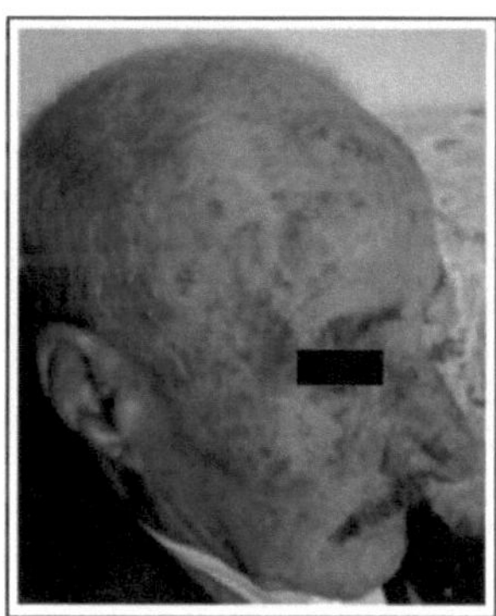

Figura 43: Resultados aos 6 meses da cicatrização direcionada na região frontotemporal direita

3.4- Sutura direta :

Este método diz respeito a pequenos SDB e, se possível, a uma distância das sobrancelhas na testa. Na têmpora, a sutura deve ser orientada da têmpora em direção ao canto externo ao longo de um eixo radial oblíquo.

Na testa, o fuso de ressecção pode existir em diversas variantes. Pode ser simples, assimétrico, em forma de S ou em forma de M. É tradicional desenhar este fuso centrado nas rugas da testa [76].

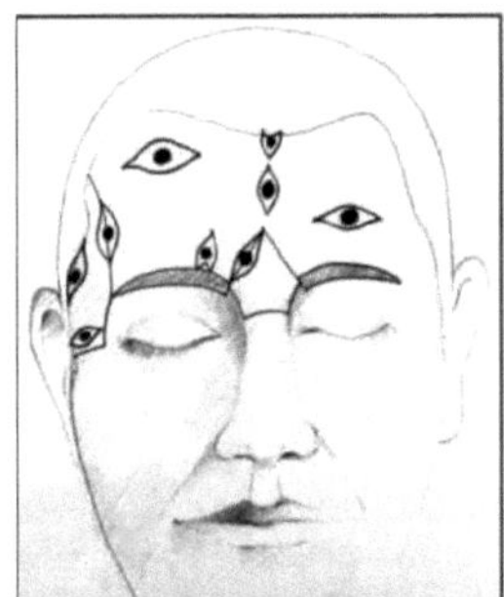

Figura 44: Exemplos de ressecção do fuso: simples, vertical, horizontal, em forma de M

Nos casos em que a lesão está localizada perto da linha anterior do cabelo, especialmente em doentes com uma testa alta, é possível alargar a SDB sob a forma de um grande fuso horizontal para esconder a cicatriz no bordo do couro cabeludo.

3.3- Enxerto de pele total :

Para o PDS moderado, a GPT não oferece nenhuma vantagem real em relação à cicatrização dirigida, que frequentemente dá melhores resultados estéticos.

Pode ser utilizado na testa para acelerar a cicatrização de grandes PDS e em casos de reconstrução com retalhos. Na zona das têmporas, o efeito "patch" é muitas vezes moderado, ou permanece menos visível do que na zona da testa.

Para limitar este aspeto, foi proposto o enxerto de todas as unidades estéticas frontais e temporais com um enxerto de pele total [77].

3.4- Retalhos cutâneos :

O fecho não deve criar assimetria ao nível das sobrancelhas, não deve descer até à linha do cabelo e não deve puxar o canto externo.

3.4.1- Retalhos locais :

3.4.1.1- Abas de avanço :

3.4.1.1. a- Plastia em forma de H ou U :

Este retalho de avanço puro, conhecido como retalho aleatório, é classicamente utilizado na testa. Utiliza a flacidez horizontal da pele, deixando uma cicatriz em forma de H nas rugas existentes na testa. Na zona das têmporas, os resultados são medíocres. Do ponto de vista técnico, é necessário efetuar um retalho duas ou três vezes maior do que o SDB. Este último, não maior que 2 cm, é reduzido a um retângulo e preenchido pelos dois retalhos de avanço [78].

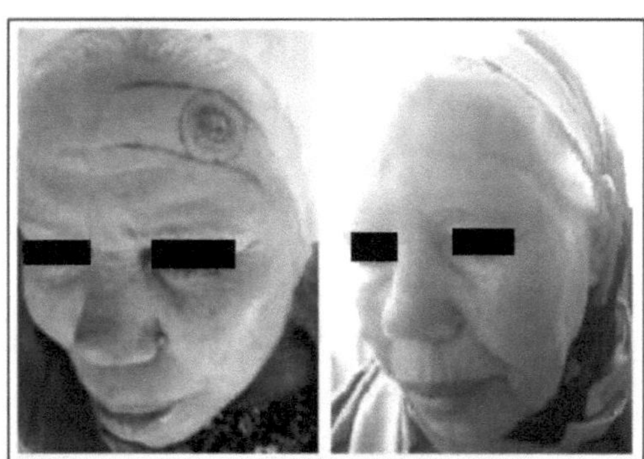

Figura 45: Reconstrução de um SDB frontal com uma plastia em H

3.4.1.1. b- T-plastia :

Trata-se de um retalho de avanço-rotação. É uma plastia cutânea pura, simples de executar e facilmente adaptável a todas as localizações e a todos os tamanhos de RDS da testa até 15 cm.

É efectuada uma incisão horizontal na base, superior ou inferior, de cada lado, tentando colocá-la numa prega de expressão.

É efectuado um descolamento subcutâneo de cada lado, dependendo do SDB. Após o encerramento, o resultado é um T simples ou um T invertido [78].

3.4.1.1. *c- O retalho frontal em ilha com fecho em V-Y:*

Trata-se de um retalho de avanço musculocutâneo que utiliza principalmente a flacidez horizontal e, em menor grau, a flacidez vertical para fechar a zona dadora. Por conseguinte, é necessário efetuar um retalho 2,5 a 3 vezes maior do que o lado da SDB.

Na têmpora, este retalho deve ser evitado porque a laxidez da pele é limitada e a vascularização é precária porque há poucas perfurantes [79, 80].

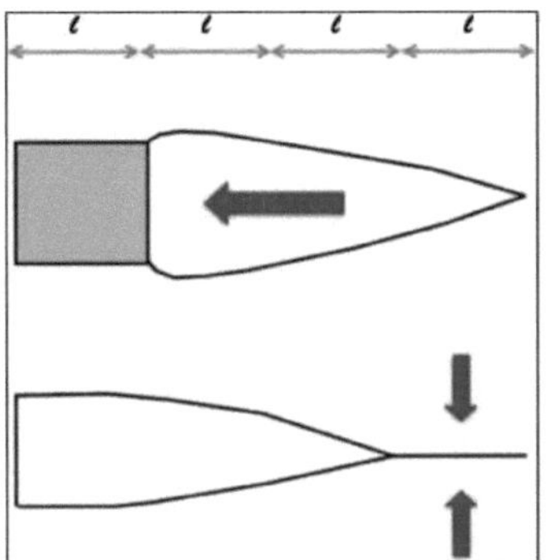

Figura 46: Desenho de um retalho em ilha na testa

3.4.1.1. *d- Retalho de avanço-rotação :*

Este retalho, conhecido como retalho "angulado" com pedículo inferior, é utilizado para as têmporas. Utiliza a frouxidão jugal.

Esta técnica permite respeitar a linha do cabelo. Coloca as linhas de incisão no bordo do couro cabeludo para suturas verticais e nas rugas dos pés de galinha para suturas horizontais. Permite o encerramento de grandes SDB sem pêlos de cerca de 3 a 4 cm, consoante a idade do doente [81].

3.4.1.1. d- <u>Duplo retalho de avanço fronto-temporal</u>:

É também muito útil para reparar as rugas temporais na região da cauda da sobrancelha. Adapta-se às rugas da testa, dos pés-de-galinha e das regiões temporais.

Permite esconder melhor as suturas nas zonas capilares, no bordo anterior do couro cabeludo e acima das sobrancelhas.

Permite também evitar a ressecção de tecido interno em excesso, não se estendendo ao canto externo e à pálpebra superior [77].

3.4.2- Abas de rotação :

3.4.2. a- <u>A aba L ou AT</u> :

O retalho é designado por retalho de rotação em L quando a laxidez da pele é utilizada apenas num lado, ou por retalho de rotação em AT quando a laxidez da pele é utilizada em ambos os lados.

Estes dois retalhos representam uma alternativa elegante à H-plastia da testa, eliminando uma das duas cicatrizes horizontais.

São particularmente indicados quando o SDB, que é frequentemente de forma triangular, está localizado perto das sobrancelhas ou do couro cabeludo, onde um retalho em forma de H seria muito mais visível [82, 83].

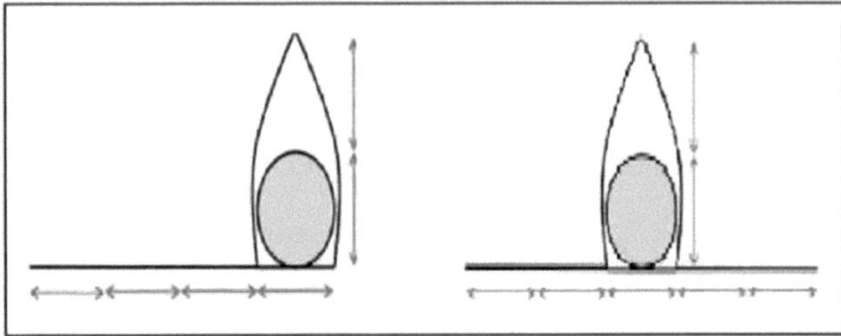

Figura 47: Aba em forma de L/AT

3.4.2. b- O retalho OZ :

Este retalho de rotação é indicado para a reparação de SDB redondos. Recruta a pele tanto horizontal como verticalmente.

Mesmo que as cicatrizes pareçam teoricamente menos bem escondidas do que com um retalho H, o retalho OZ continua a ser uma boa técnica de encerramento para a parte lateral da testa [82].

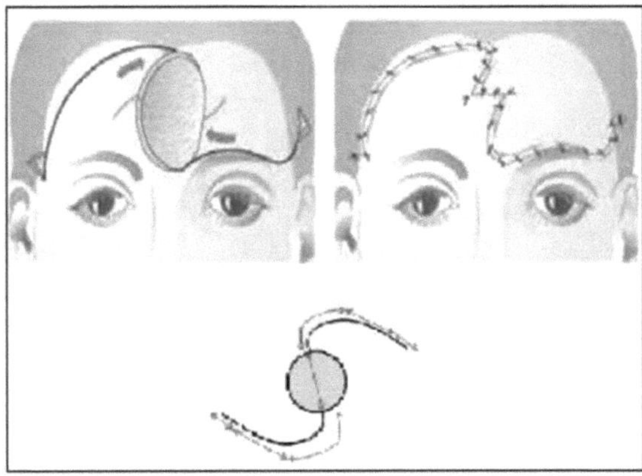

Figura 48: Aba de rotação OZ

Na têmpora, tentar fazer a incisão lateral no bordo do couro cabeludo e a incisão medial logo acima da sobrancelha ou numa ruga supra-superior. Ao ter o cuidado de puxar mais horizontalmente do que verticalmente, a subida da sobrancelha mantém-se discreta.

3.4.2. c- <u>A aba de rotação em forma de leque</u> :

É possível criar um retalho de rotação utilizando toda a pele remanescente da testa em forma de leque. O fecho é conseguido através do abaixamento da linha do cabelo. Este procedimento é reservado para indivíduos com uma testa alta ou após expansão da pele da testa [77].

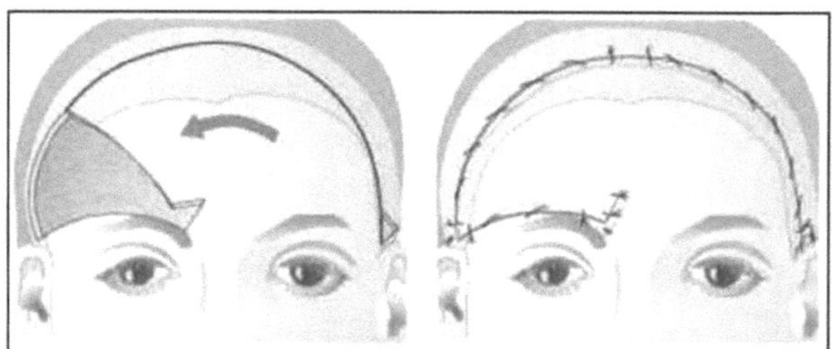

Figura 49: Aba de rotação em forma de leque

3.4.2. d- <u>Retalho temporal em forma de L ou "lift" temporal</u>:

Estes retalhos de rotação temporal deixam uma cicatriz na têmpora perpendicular ao rebordo orbital que não desloca a sobrancelha, e uma cicatriz escondida na linha do cabelo ou por vezes mesmo no cabelo [83].

3.4.3- Abas de transposição :

O retalho LLL é particularmente indicado para os SDB localizados entre a pele temporal peluda e a pele sem pêlos. É preferível retirar a pele da região lateral ou posterior.

Também é possível utilizar retalhos transpostos de pele do couro cabeludo para cobrir as têmporas, mas o couro cabeludo não deve ser aproximado demasiado das sobrancelhas.

A vascularização destes retalhos é excelente. As cicatrizes são pouco visíveis e definem a nova demarcação entre a pele sem pêlos e a pele com pêlos na têmpora [84].

3.5- Expansão da pele :

A rigidez do osso subjacente torna a região frontal ideal para a expansão dos tecidos. O plano anatómico para a colocação de próteses de expansão é o espaço de Merkel.

A expansão possibilita a realização de exéreses por vezes grandes. A expansão de um hemi-frente permite cobrir os SDB do hemi-frente contralateral, fechando diretamente o local doador [85].

4- Reparação do SDB palpebral :

4.1- Cicatrização controlada de feridas :

Parece-nos que este procedimento acarreta um desconforto injustificável para o doente, para além do risco de retração para fora do canto medial, onde classicamente pode ser utilizado, para SDB superficiais inferiores a 1cm [86].

4.2- Sutura direta :

Destina-se a SDB ligeiros, superficiais ou profundos, sem envolvimento do bordo livre, e é mais fácil quanto mais velho for o doente.

As suturas que puxam verticalmente a pálpebra inferior devem ser evitadas, pois podem causar ectrópio.

A sutura direta também pode ser utilizada para reparar os DSPs de espessura total, que têm normalmente entre um quarto e um terço do comprimento do bordo livre. Esta é a "regra do quarto de Mustardé" [87].

4.3- Transplantes :

4.3.1- Enxertos de pele :

A técnica utilizada na cirurgia palpebral é a GPT. O enxerto é então retirado da pálpebra superior contralateral no sulco palpebral e acima.

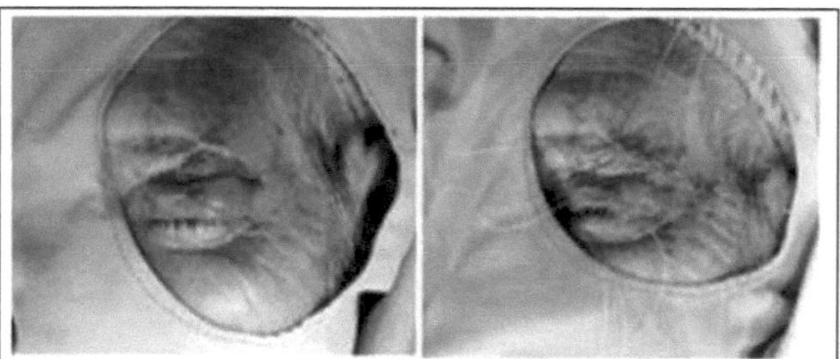

Figura 50: Reconstrução de um PDS palpebral superior com GPT

No canto medial, a TFG também dá resultados surpreendentemente bons para PDS até 1,5 cm de diâmetro colocados em linha com a fissura palpebral [88].

3.5.1- Enxertos compostos :

São indicados para a reconstrução de SDB transfixantes que sobressaem para além da pele, frequentemente encontrados na patologia de tumores palpebrais.

- **O enxerto tarso-marginal de Hübner :**

Trata-se de uma técnica simples e fiável, que permite uma reconstrução palpebral extensa e complexa numa única operação. É adequada para reconstruir defeitos palpebrais que variam de 1/4 a 3/4 do comprimento palpebral no bordo livre [89].

3.5.2- Enxertos de mucosas :

São indicados em SDB transfixantes não suturáveis como revestimento de um retalho cutâneo [90].

- **Enxerto de mucosa oral :**

Este enxerto é retirado da superfície interna do lábio inferior ou da superfície interna do osso jugal. Deve ser sistematicamente duplicado com um retalho. A sua vantagem é uma maior disponibilidade.

- **Enxerto mucopalatino :**

Tem a vantagem de fornecer um tecido de suporte firme. O excesso de tecido é sempre retirado devido à retração pós-operatória.

A zona dadora é deixada a cicatrizar em condições controladas com cuidados orais.

3.6- Retalhos cutâneos :

3.6.1- Retalhos utilizados na reconstrução da pálpebra inferior :

A pálpebra inferior é mais adequada para retalhos locais. Acima de tudo, a reconstrução deve cobrir bem o globo ocular e evitar o ectrópio.

Para os RDBs de espessura total maiores, existem duas opções: combinar um retalho de pele com um enxerto de mucosa ou combinar um retalho conjuntival com um enxerto ou retalho de pele.

3.6.1.1- Retalhos locais [86]:

3.6.1.1.1- Reparação da pálpebra inferior por si só :

4.4.1.1.1. a- Abas de avanço :

Estes são retalhos musculocutâneos.

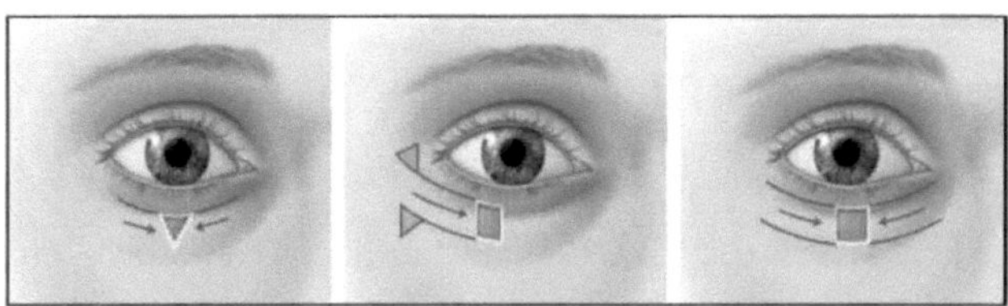

Figura 51: Retalhos de avanço da pálpebra inferior

- A aba angular :

Trata-se de um retalho standard que tem a vantagem de ter apenas uma incisão horizontal, evitando assim "bloquear" a circulação linfática com a consequência de um edema palpebral prolongado. A incisão situa-se idealmente logo abaixo da linha ciliar.

Pode ser utilizado para reparar PDS medial até 2 cm em doentes idosos, graças à laxidez recrutada na região cantal lateral.

- A aba em forma de T :

Trata-se de uma variante do retalho angulado, em que a incisão superior se estende ao longo de todo o comprimento da pálpebra. Este retalho é particularmente adequado para a SDB mediana.

- Outras abas de avanço :

Todos eles têm desvantagens e linhas de incisão adicionais e visíveis. São mencionados os retalhos em forma de U, em forma de H e o retalho em ilha horizontal.

4.4.1.1.1. b- Flaps rotativos :

Pode haver alguma rotação no movimento primário do retalho angulado. Pode ser adicionado tecido adicional mobilizando a região cantal lateral com um movimento de rotação.

4.4.1.1.1. c- Abas de transposição :

O retalho de transposição romboide com pedículo superior é raramente utilizado. O ângulo medial é a sua região preferida. Deve ser sempre sobredimensionado.

3.6.1.1.2- Reparação da pálpebra inferior pela pálpebra superior ipsilateral:

4.4.1.1.2. a- Retalho bipediculado de Tripier :

Trata-se de um retalho em forma de "ponte". É removido acima do sulco palpebral superior.

Tem sido descrita com preservação dos pedículos cutâneos, ou seja, transpondo a pele em toda a extensão da pálpebra superior. Alguns autores criticam-no por se tornar tubular devido à sua estreiteza. Outros insistem na necessidade de retirar uma amostra grande (6 a 10 mm) para garantir um melhor resultado estético.

Este procedimento é indicado para a correção de SDB que ocupem mais de um terço da pálpebra inferior.

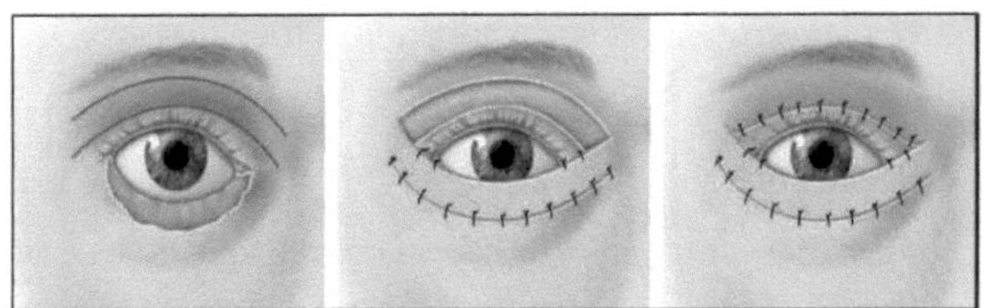

Figura 52: Retalho bipediculado de Tripier

4.4.1.1.2. b- <u>Retalho cutâneo palpebral superior unipediculado</u>:

Este retalho de transposição, que remove a pele palpebral superior localizada acima da prega palpebral, tem um pedículo externo ou interno. A sua altura e comprimento são determinados de acordo com a SDB. É um retalho fiável, embora a sua ponta sofra frequentemente nos primeiros dias de pós-operatório.

3.6.1.2- Retalhos loco-regionais [6, 91]:

3.6.1.2.1- Retalhos cutâneos de origem temporal e/ou jugal :

4.4.1.2.1. a- <u>Retalho temporo-jugal de rotação-avanço de Mustardé</u>:

Esta é a técnica de eleição para a reconstrução de grandes SDBs da pálpebra inferior. Este grande retalho mobiliza a pele jugal e infra-temporal.

A incisão é colocada a 1 mm do bordo livre da pálpebra inferior e deve estender-se bem acima da linha cantal externa para evitar a ptose tegumentar e o ectrópio secundário.

O retalho é descolado atrás do orbicular na porção palpebral e subcutaneamente fora do processo orbital externo.

Trata-se de um retalho espesso que requer que o plano profundo seja suturado à região temporal e ao periósteo dos rebordos orbitais inferior e lateral.

Para evitar o aparecimento de um olho redondo e ectrópio, é colocado um enxerto de condromucosa nasal ou de fibromucosa palatina para reconstrução do plano tarso-conjuntival [92].

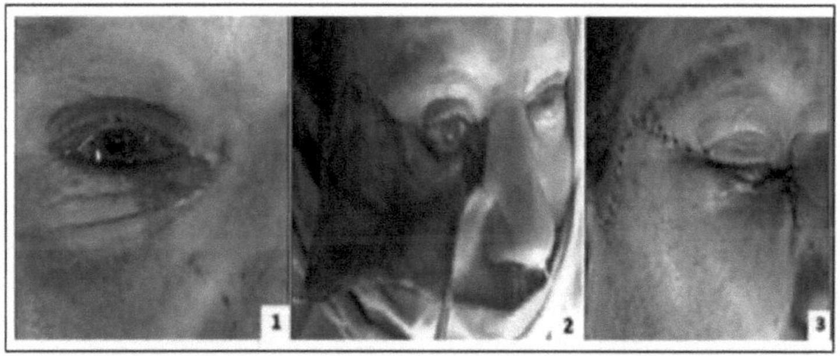

Figura 53: Retalho de rotação-avanço temporo-jugal de Mustardé

1 : Lesão ulcerada ocupando o terço interno da pálpebra 2 : Retirada de um retalho temporo-jugal de Mustardé 3 e 4 : Aspeto pós-operatório imediato e aos 6 meses de seguimento

4.4.1.2.1. b- Técnica de Tenzel :

Esta técnica utiliza um retalho musculocutâneo de rotação semicircular com um pedículo inferior, cujos limites externos estão situados na extensão da sobrancelha. Este retalho dobra-se menos suavemente que o retalho temporo-jugal de Mustardé. É por isso utilizado no caso de um défice bastante externo ocupando 40 a 60% do comprimento palpebral [93, 94].

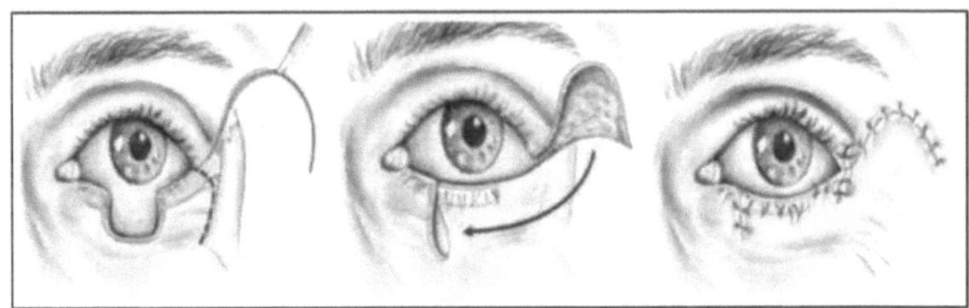

Figura 54: Processo de reparação Tenzel

4.4.1.2.1. c- Retalho orbito-nasogénico de Tessier :

Já descrito, este retalho pode ser adequado para a blefaroplastia inferior total, caso em que a sua ponta deve atingir o canto externo ou mesmo ultrapassá-lo.

A sua espessura significa que tem de ser ancorada ao periósteo orbital externo em reconstruções totais de SDB que se estendem para além do plano da pele [68, 95].

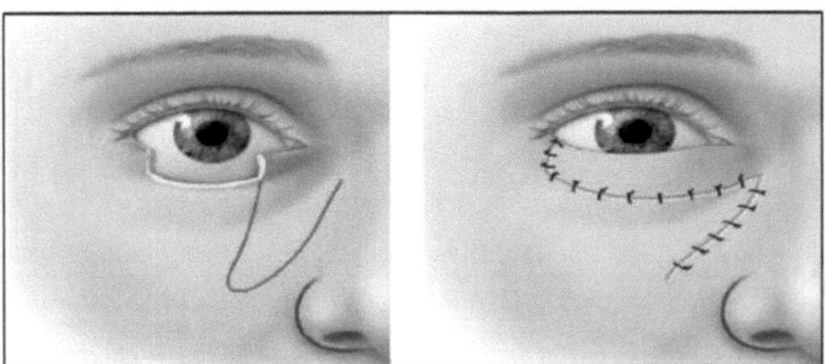

Figura 55: Retalho orbito-nasogeo de Tessier

3.6.1.2.2- Retalhos cutâneos de origem frontal :

O retalho mediano ou paramediano da testa ajuda a contrariar a gravidade, mas tem grandes desvantagens: a cor e a textura da pele da testa são demasiado espessas e rígidas em comparação com a pele palpebral. Alguns autores sugerem a utilização apenas do músculo frontal e da fáscia sob a forma de retalhos musculares fasciais para evitar uma espessura excessiva.

Estes retalhos são usados para suportar enxertos mucosos e cutâneos e parecem ser úteis na blefaropoiese total inferior [93].

3.6.2- Retalhos utilizados na correção de SDB da pálpebra superior:

A pálpebra superior é menos afetada pelos tumores, mas a sua reconstrução é muito mais delicada. O cirurgião é confrontado com dois imperativos: por um lado, assegurar uma boa cobertura do globo ocular e, por outro, assegurar uma boa mobilidade palpebral graças a uma pálpebra fina e tonificada.

3.6.2.1- Retalhos locais com pele palpebral residual:

4.4.2.1. a- __A aba deslizante :__

A pele palpebral superior é desenrolada para formar um retalho deslizante, por meio de um grande descolamento cutâneo. A pele desce então verticalmente para cobrir o SDB [96].

4.4.2.1. b- __Retalho bipediculado de Tripier :__

Este retalho musculocutâneo é utilizado para cobrir o plano cutâneo do bordo livre da pálpebra superior na sua porção pré-tarsal. A área doadora é fechada por um GPT ou um retalho supra-superciliar [97].

4.4.2.1. c- __O retalho musculocutâneo unipediculado:__

Este retalho, com pedículo interno ou externo, é limitado em comprimento, pois está exposto à necrose distal, e limitado em largura, devido à sua tendência para tubular [98].

3.6.2.2- Retalhos loco-regionais :

A pálpebra inferior, a região frontal e a região pré-auricular podem ser locais dadores.

4.4.2.2. a- O retalho supra-uricular de Fricke :

Trata-se de um retalho frontal com pedículo inferolateral, traçado horizontalmente acima da sobrancelha. Não tem vascularização axial e requer uma ou mais autonomizações prévias, sobretudo nos fumadores. Tem tendência a engrossar e a retrair-se sobre si próprio durante as várias fases de autonomização. Por isso, durante o traçado inicial, a sua largura deve ser maior que a altura do PDS e o seu comprimento deve ser significativo, pois pode ocorrer sofrimento distal durante a sua inserção [90, 94].

4.4.2.2. b- Retalho atrial em ilha de fluxo retrógrado:

Esta técnica, descrita por algumas pessoas, permite irrigar o tegumento vascularizado pelos vasos temporais superficiais com um fluxo retrógrado para as pálpebras superiores e o canto externo [98].

4.4.2.2. c- Retalhos utilizando a pálpebra inferior :

Estas técnicas são indicadas para a reconstrução de SDB transfixante, que é comum na patologia tumoral palpebral.

> A técnica Esser-Mustardé :

Utiliza um retalho palpebral inferior de espessura total vascularizado pela artéria da margem ciliar. O fragmento palpebral colhido é rodado 180° no plano frontal e permanece ligado ao local doador pelo seu pedículo durante 15 dias [98].

No caso de RDS inferior ou igual a metade da pálpebra superior, é necessário apenas um quarto da pálpebra inferior. O pedículo deve estar localizado no meio da perda de substância. O retalho deve ser desenhado no lado temporal desta marca. A zona doadora é fechada diretamente com uma sutura de espessura total da pálpebra inferior.

Para uma SDB total da pálpebra superior, é necessário remover mais de um quarto da pálpebra inferior.

èmeO RDS palpebral inferior residual foi então fechado com um retalho temporo-jugal numa segunda fase, no 15º dia de pós-operatório.

Alguns autores colocam o pedículo no bordo exterior do retalho no final de um retalho temporo-jugal. A reconstrução é então efectuada numa única fase.

> **A fratura Cutler-Beard** :

Embora apresente um certo número de dificuldades, pode ser utilizada para os défices parciais, mas sobretudo para os défices completos da pálpebra superior.

Trata-se de um retalho de ascensão da pálpebra inferior para a pálpebra superior através de uma incisão subtarsal que preserva o bordo livre da pálpebra inferior.

A incisão situa-se 5 mm abaixo do bordo livre da pálpebra inferior, é transfixante e o retalho é em forma de U com um pedículo inferior. Passa atrás do bordo livre da pálpebra inferior. A sutura é efectuada em dois ou três planos nos bordos do SDB palpebral superior.

O retalho deve ser deixado no local por pelo menos 6 semanas antes de aparar o pedículo. É prudente deixar um excesso de conjuntiva na borda livre durante a separação [99].

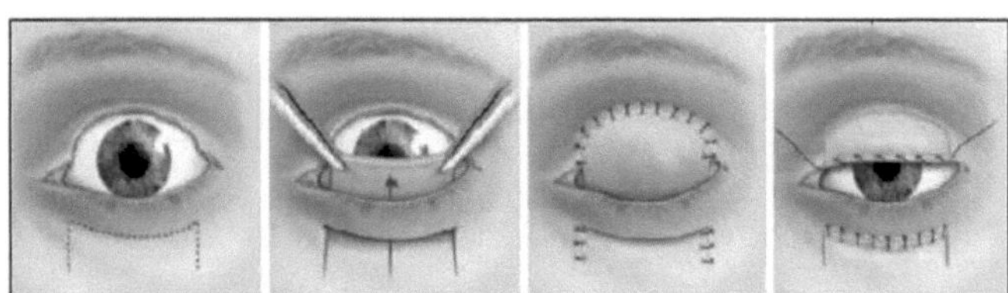

Figura 56: Técnica de reparação da pálpebra superior com um retalho de Cutler-Beard

3.6.3- Retalhos utilizados na reparação do PDS do canto medial:

A reconstrução do SDB nesta região é complexa.

A escolha de uma técnica de reconstrução depende dos seguintes factores:

- o ligamento palpebral medial: é contínuo?
- O ducto lacrimal está danificado?

Para o RDS cutâneo, os retalhos glabelares e frontais são os mais utilizados. A superfície profunda do retalho deve ser ancorada ao periósteo do ângulo órbito-nasal para que o retalho assente harmoniosamente [26].

3.6.4- Retalhos utilizados na reparação do PDS do canto externo:

Os retalhos de rotação, que removem a pele e o músculo orbicular da pálpebra superior, são utilizados para fechar a maioria dos RDS superficiais.

Uma linha do tipo LLL, com um pedículo externo, é particularmente adequada para remover o excesso de pele palpebral superior.

Para SDPs complexos, é necessário :

- reconstruir o SDB conjuntival
- fechar a pele SDB
- aliviar a SDB do ligamento cantal externo, apoiando a pálpebra inferior [98].

3.7- Gestos adicionais :

O canal lacrimal pode ser afetado durante a ressecção de uma lesão tumoral. Na carcinologia, a reconstrução do canal lacrimal raramente é indicada. Dada a idade média relativamente elevada dos doentes, a ressecção do canal lacrimal é bem tolerada, uma vez que a secreção lacrimal diminui com a idade. Nas lesões limitadas, os procedimentos de reparação consistem na simples junção dos segmentos permeáveis e, nas lesões extensas, em enxertos arteriais, venosos ou retalhos mucosos vizinhos. No nosso serviço, sempre que possível, efectuamos um cateterismo mono ou bicanaliculonasal, que se mantém durante 2 a 3 meses para calibrar as vias lacrimais. Em caso de insucesso, o doente é encaminhado para uma dacriorrinocistostomia de bypass.

4- Reparação de defeitos labio-cinzentos :

Os lábios têm uma função de esfíncter e são um elemento-chave na expressão facial e na mímica. A sua reconstrução deve responder a duas exigências principais:

- De um ponto de vista funcional, é essencial restaurar a amplitude labial nos planos vertical e horizontal, para assegurar a continência salivar, uma boa oclusão e uma dinâmica labial correta, respetivamente.
- Morfologicamente, a reconstrução deve respeitar a proporção dos tecidos labiais, a continuidade da linha mucocutânea e a simetria das comissuras.

Durante qualquer reparação labial, é essencial caraterizar o SDB de acordo com o facto de ser superficial ou de espessura total, a sua localização nas áreas vermelha e/ou branca, a proporção de SDB em relação ao volume labial total e a posição das comissuras em relação ao próprio SDB.

Também é essencial avaliar o estado e o capital cutâneo disponível das áreas adjacentes que podem ser colhidas [1].

5.1- Reparação de PDS do lábio superior :

O lábio superior pode ser dividido em duas subunidades estéticas. A primeira é lateral, delimitada medialmente pelo bordo exterior do filtro, superiormente pelo sulco nasolabial e externamente pela prega nasolabial. A segunda é medial, formada pelo arco de Cupido e pelas cristas filtrais.

A reconstrução deve, portanto, ter em conta estas subunidades e a necessidade de manter a simetria no arco de Cupido para evitar distorções em relação à base do nariz. Nos homens, a pilosidade deve ser tida em conta.

5.1.1- Reparação de PDS do lábio branco superior:

5.1.1.1- Cicatrização controlada de feridas :

Este processo pode ser utilizado por várias razões:

- à espera do resultado anatomopatológico definitivo após a excisão de um tumor cutâneo
- mordeduras de animais
- tratamento primário das queimaduras eléctricas [13].

5.1.1.2- Sutura direta :

Alguns SDB, transfixantes ou não, podem ser adequados para este procedimento, particularmente os SDB cutâneos baixos, próximos da junção mucocutânea e com menos de 1,5 cm de tamanho [101].

5.1.1.3- Enxerto de pele :

O TGF, que raramente é utilizado como procedimento de primeira linha, pode ser realizado tendo em conta as unidades estéticas do lábio na cirurgia de queimaduras ou na reconstrução do filtro.

A pele retroauricular é a preferida, seguida da pele supraclavicular [102].

5.1.1.4- Retalhos loco-regionais:

Estas abas são utilizadas para fechar os pequenos SDB.

5.1.1.4.1- Flaps de avanço e/ou rotação :

5.1.1.4.1. a- Aba de avanço de Webster :

Este retalho é uma boa solução para reparar a PDS das subunidades laterais parafiltrais.

Neste caso, não se deve hesitar em alargar o SDP a toda a subunidade labial parafiltral branca, a fim de melhorar o resultado estético.

Tecnicamente, é necessária uma excisão cutânea peri-alar, bem como uma excisão justa-comissural. Um descolamento jugal largo permite que a bochecha seja enrolada ao longo da asa da narina [74].

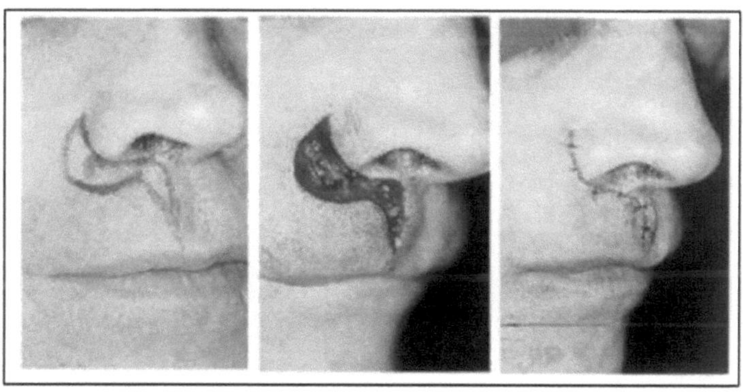

Figura 57: Retalho de avanço nasolabial de Webster

5.1.1.4.1. b- O retalho nasolabial :

Este retalho de avanço-rotação, com um pedículo subcutâneo, é utilizado para defeitos de tamanho médio perto da junção da asa do nariz e da bochecha.

A incisão lateral é colocada ao longo do sulco nasolabial e a incisão medial atinge o seu ápice no sulco nasolabial. Requer um descolamento acima do modíolo, que pode ser complicado por retração secundária [103, 104].

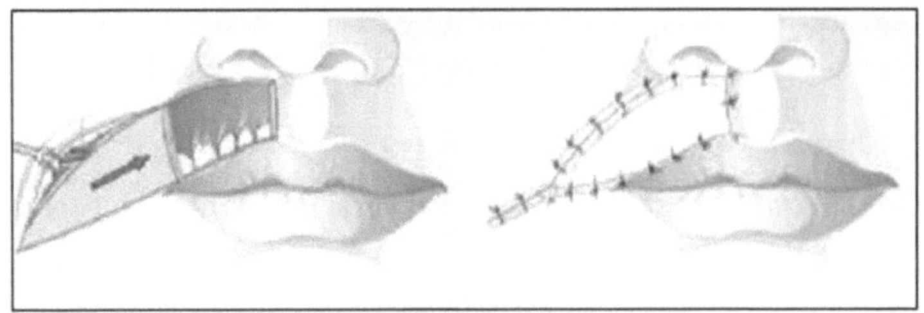

Figura 58: Retalho nasolabial isolado

5.1.1.4.1. c- Retalho nasolabial com pedículo inferior:

A utilização de um retalho nasolabial com um pedículo inferior permite uma reconstrução bastante extensa em direção à parte medial do lábio com pouca cicatriz.

A sobreposição de dois retalhos nasolabiais com um pedículo inferior permite a reparação da PDS labial superior total; este é o procedimento de Pierce [26, 100].

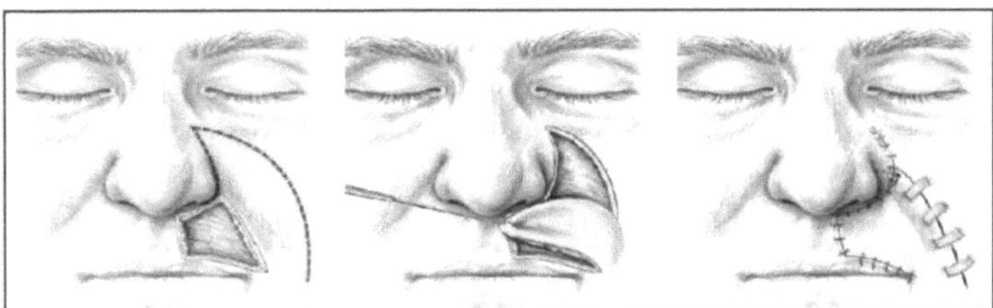

Figura 59: Retalho nasolabial com pedículo inferior

5.1.1.4.1. d- O retalho de avanço jugal em forma de U :

A bochecha que bordeja o lábio é uma área de reserva de pele reparadora que pode ser usada para criar um retalho de avanço em forma de U para um RDS superficial extenso em três quartos da metade superior do lábio.

Este retalho requer um crescente peri-alar e uma âncora para a narina. O excesso de largura do retalho é trazido para dentro para que possa ser cortado precisamente na inclinação da junção mucocutânea [105].

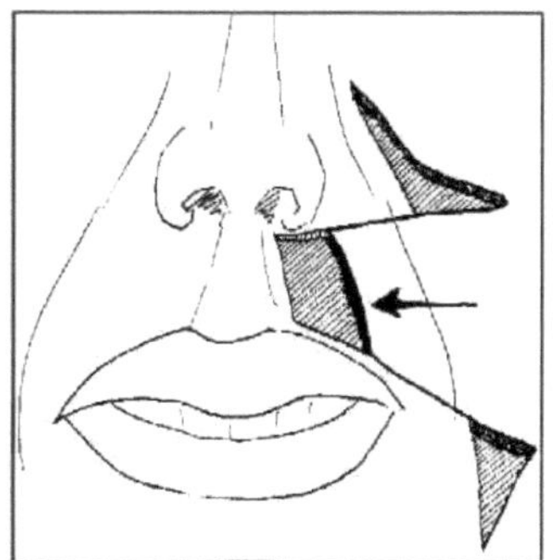

Figura 60: Retalho de avanço jugal em U de Préaux

5.1.1.4.2- Abas de transposição :

São passíveis de crítica, pois conduzem a deslocações assimétricas de linhas notáveis ou geram cicatrizes inadequadas.

5.1.2- Reparação de PDS do lábio vermelho superior:

Podemos sacrificar até um terço do lábio superior com um fecho de sutura direta de primeira linha, especialmente em doentes idosos.

Para além das suturas, os vários objectivos da reconstrução só podem ser alcançados com a utilização da mucosa bucal. Embora os enxertos sejam raramente indicados, foram propostos múltiplos retalhos locais, utilizando o próprio lábio, a mucosa jugal e a língua.

Estes retalhos podem ser distribuídos de acordo com a extensão do SDB.

5.1.2.1- SDB inferior ou igual a um terço do lábio superior:

5.1.2.1. a- <u>O Abade flap</u> :

O retalho do abade é vascularizado pela artéria coronária inferior. Trata-se de um retalho em duas fases que requer o desmame secundário do seu pedículo.

Até um terço do lábio superior pode ser reconstruído, com o lábio inferior ainda suficientemente flexível para dar um quarto do seu comprimento sem deformidade residual. Trata-se de uma reconstrução cutâneo-musculo-mucosa. A largura do retalho corresponde à altura de metade do DBP do lábio superior.

O ponto de rotação medial baseia-se na artéria coronária, que deve permanecer protegida pela mucosa do interior do lábio.

O retalho é depois rodado 180° e suturado plano a plano.

Este retalho de Abbé dá bons resultados funcionais. Os resultados estéticos são satisfatórios, particularmente para reparações de lesões mediais onde reconstitui toda a subunidade estética filtral [106, 107].

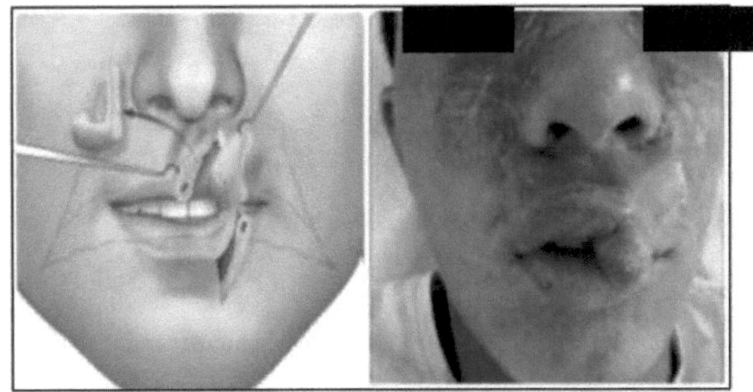

Figura 61: Retalho de Abbe na reconstrução do lábio superior

5.1.2.1. *b- A aba Estlander :*

O retalho de Estlander, ou retalho de rotação heterolabial de espessura total, utiliza o mesmo princípio que o retalho de Abbé para a reparação da justa-comissura lateral. É também conhecido como retalho de Abbé-Estlander.

Por outro lado, a junção comissural perde o seu ângulo naturalmente agudo, em benefício de um efeito "arredondado" inestético da neocomissura. É necessária uma correção estética secundária através de uma comissuroplastia.

Melhora o aspeto cosmético e limita o efeito da microstomia [107].

5.1.2.2- PAD superior a um terço do lábio superior:

Estas PDS requerem retalhos loco-regionais a serem retirados da bochecha.

5.1.2.2. a- <u>O retalho de avanço jugal de Webster</u> :

Para um SDB de mais de metade do lábio superior, são removidos dois retalhos da bochecha com uma secção de pele em forma de crescente ao longo das asas das narinas.

As indicações para este tipo de reconstrução estão principalmente reservadas para os SDB paramedianos do lábio superior.

Para a reparação medial e para um comprimento igual de ambos os lábios, é frequentemente utilizado um retalho de Abbe contralateral para recriar a subunidade filtral estética.

Infelizmente, esta técnica resulta num lábio superior recuado com uma microstomia e alterações nas comissuras labiais [108, 109].

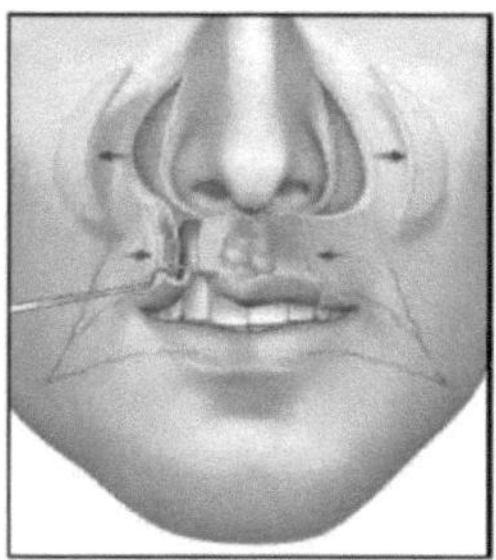

Figura 62: Retalho de avanço jugal para reconstrução de um PDS paramediano do lábio vermelho superior

5.1.2.2. b- <u>A aba do fã de Gillies</u> :

Trata-se de um retalho retirado à volta da abertura da narina que fornece tecido suficiente para reconstruir um lábio inteiro. Este retalho é cortado a toda a espessura, incluindo a mucosa, exceto na base comissural onde os pedículos vasculares devem ser respeitados.

Os resultados nunca são muito bons, quer do ponto de vista funcional, quer do ponto de vista estético [105].

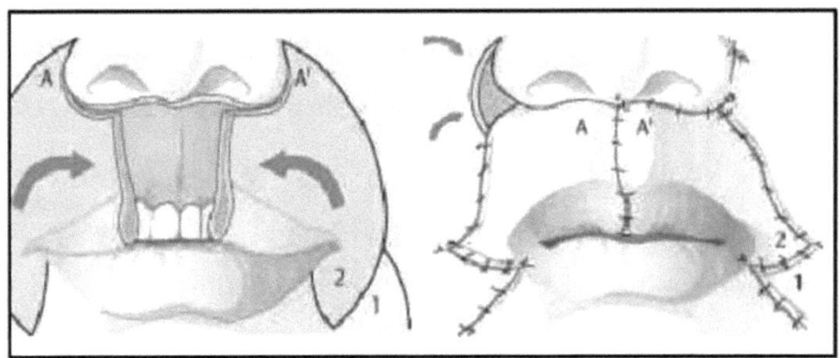

Figura 63: Aba em forma de leque de Gillies

5.1.2.2. c- <u>Aba de Karapandzic invertida</u> :

Classicamente utilizado para reconstruir o lábio inferior, este retalho também pode ser utilizado para grandes reconstruções do lábio superior.

A incisão é pericomissural e côncava medialmente. O retalho é descolado, preservando os pedículos vasculares. Existem duas desvantagens: microstomia com incontinência labial e deslocamento comissural [108].

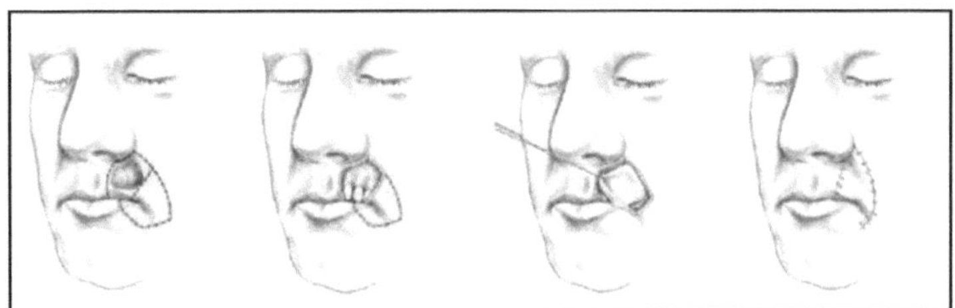

Figura 64: Retalho de Karapandzic invertido

5.1- Reparação de PDS do lábio inferior:

Os SDB do lábio inferior são, de longe, os mais comuns de reparar.

5.1.1- Reparação de PDS do lábio branco inferior:

Os problemas de reparação do lábio branco inferior raramente são isolados e são muito menos complexos do que os do lábio branco superior, devido à ausência de uma estrutura equivalente ao filtro.

5.1.1.1- Sutura direta :

Sempre que possível, a sutura direta é a opção preferida. O eixo do fuso deve ser vertical. A largura máxima é de 1 cm [101].

5.1.1.2- Enxerto de pele total :

A GPT pode dar resultados notáveis em mulheres com um fototipo claro quando respeita as subunidades estéticas [109].

Quando envolve um semi-lábio inferior, deve ser suturado em w na linha média, na prega labiomental e na junção mucocutânea.

5.1.1.3- Retalhos loco-regionais :

5.1.1.3. a- <u>O retalho de avanço jugal</u> :

É indicado para a reparação do BDS medial do lábio branco inferior e do queixo.

A incisão é feita ao longo da junção mucocutânea e da margem basilar adjacente à SDB [100].

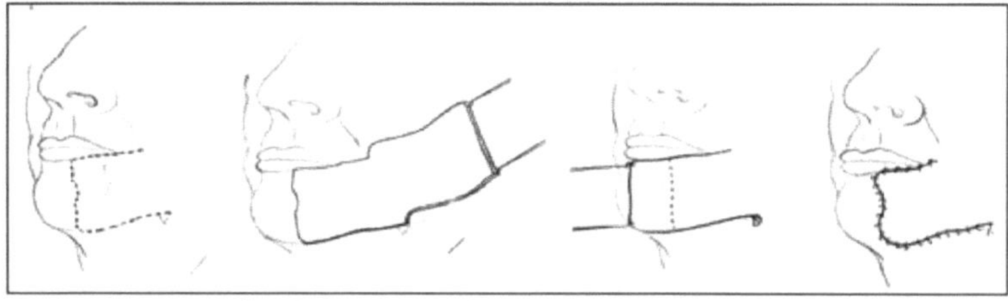

Figura 65: Retalho de avanço jugal para reparação do lábio branco inferior

5.1.1.3. b- <u>Retalho nasolabial com pedículo inferior</u>:

Este retalho de transposição é levantado no plano pré-muscular, com o ramo inferior do nervo facial preservado.

Esta técnica dá bons resultados, mas há uma tendência para um aspeto de "almofada de alfinetes", que pode exigir uma cirurgia de revisão [106].

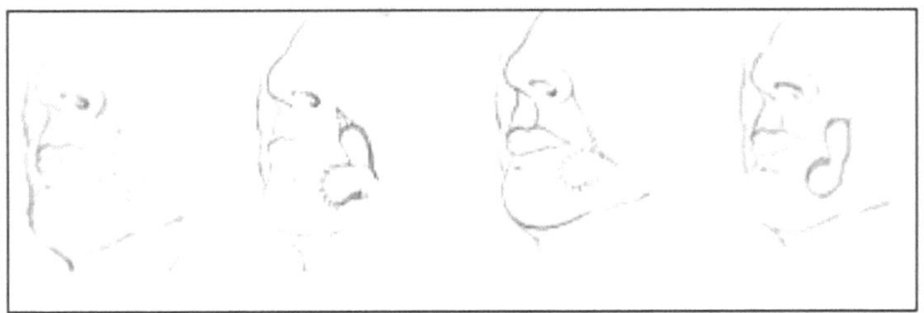

Figura 66: Retalho nasolabial com pedículo inferior para reparação do lábio branco inferior

5.1.1.3. c- <u>Auto-plastia de avanço utilizando a técnica de Burow</u> :

A técnica de Burow envolve o avanço de um retalho para-chin após a excisão de um triângulo nasolabial.

Destina-se a SDB cutâneos localizados ao nível da unidade estética lateral inferior, na forma de um triângulo isósceles com uma base superior. A sua principal desvantagem é a deformidade comissural [26].

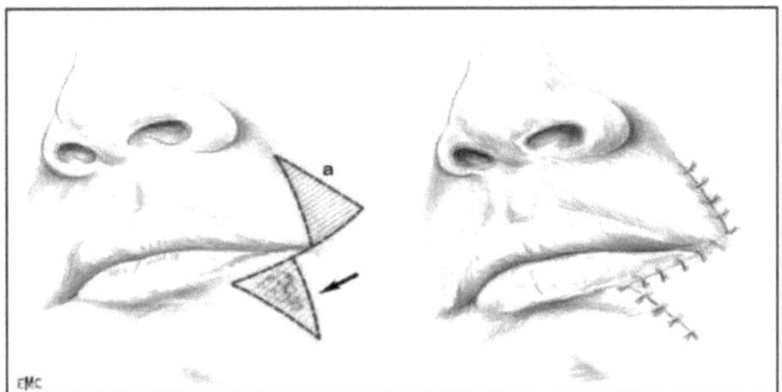

Figura 67: Autoplastia de avanço utilizando a técnica de Burow

5.1.2- Reparação do PDS do lábio vermelho inferior:

Na reconstrução do lábio inferior, a regra dos terços pode ser aplicada esquematicamente.

5.1.2.1- SDB inferior ou igual a um terço do lábio inferior:

Esta é a indicação para suturas diretas em V ou W.

A reparação é feita plano a plano e a linha labio-cutânea deve ser anatómica. A sutura em V pode ser substituída por uma ressecção em W, que deixa uma cicatriz mais curta [106].

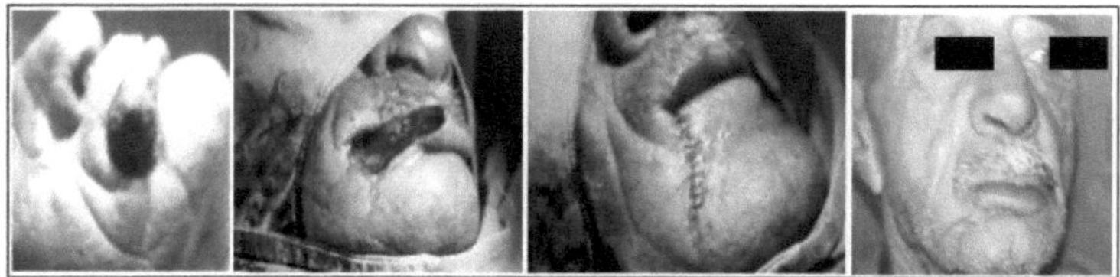

Figura 68: Sutura direta de um SDB labial inferior

5.1.2.2- SDB entre um terço e dois terços do lábio inferior :

Para estes DDS, os retalhos loco-regionais retirados do lábio contralateral são a solução.

5.1.2.2. a- __Retalhos heterolabiais de Abbé-Estlander__ :

O procedimento de Estlander, que já foi descrito, tem como objetivo o SDB lateral e juxta-comissural [101, 109].

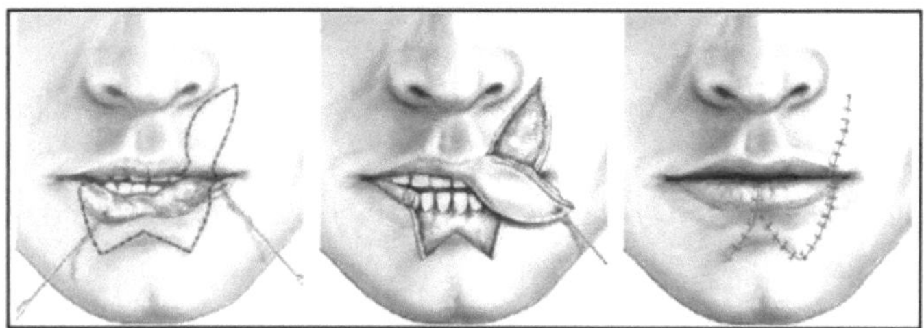

Figura 69: Retalhos heterolabiais de Abbé-Estlander

5.1.2.2. b- <u>Processo de escada de Johanson</u> :

Esta técnica é interessante para SDB lateral e juxta-comissural porque o esfíncter orbicular é preservado. Também pode ser usada duas vezes para SDB medial.

A remoção da lesão tumoral resulta numa SDB retangular. São efectuadas incisões laterais em escada. O seu comprimento corresponde a metade do comprimento do SDB.

A incisão em cada passo é transfixante, permitindo um avanço fácil. A incisão lateral do último passo fica escondida na prega labiomental.

A técnica de Johanson preserva, portanto, a função esfincteriana e a vascularização do lábio. No entanto, a microstomia pode ser observada em ressecções de meio lábio [101, 108].

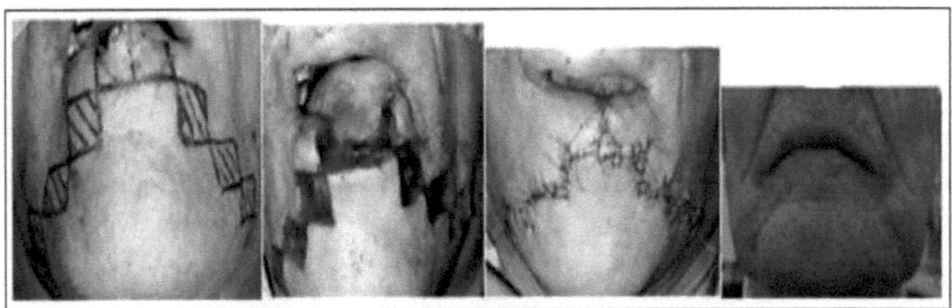

Figura 70: Processo de escada de Johanson

5.1.2.2. c- <u>A aba da ventoinha do tipo Gillies</u> :

Este retalho é utilizado para reconstruir um meio-lábio com o lábio juxta-comissural saudável. Utilizado bilateralmente, pode ser utilizado para reconstruir um lábio inteiro. Cortado a toda a espessura, a sua deslocação será melhorada por um *corte posterior.* Utiliza a reserva tecidual da região comissural e é implantada em torno dela como um leque. Induz uma microstomia relativa, sobretudo quando utilizado bilateralmente. Não reconstrói o lábio vermelho, mas pode ser associado um retalho de mucosa ou mesmo um retalho de língua [109].

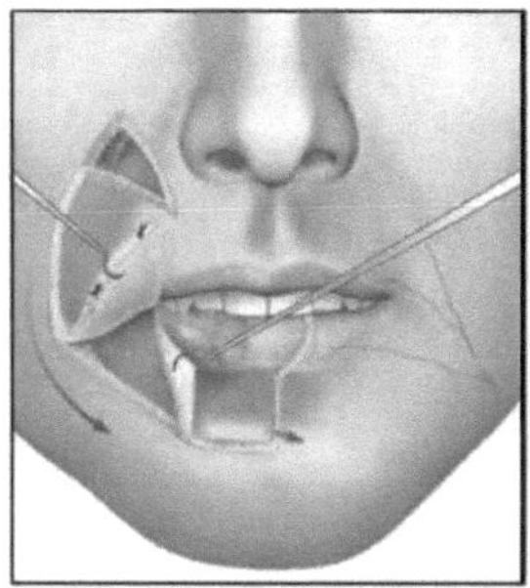

Figura 71: Aba em forma de leque de Gillies

5.1.2.3- SDB superior a dois terços do lábio inferior:

São utilizadas duas técnicas principais para este tipo de reconstrução delicada, dada a perda da função esfincteriana do lábio:

5.1.2.3. a- <u>A fatura de Camille Bernard</u> :

A técnica original, descrita por Camille Bernard, consiste em reparar todo o lábio inferior com dois retalhos de avanço da bochecha. Uma ressecção cutânea dos dois triângulos comissurais com uma base inferior permite deslizar a margem lábio-cinzenta lateral. Cada base é igual a metade do BDS labial.

Um retalho triangular de mucosa é então retirado do interior da bochecha. Este retalho é virado, evertido e suturado à base do triângulo de ressecção da pele, reconstituindo assim um novo lábio vermelho.

Os resultados funcionais desta técnica são fracos, com recessão do lábio inferior, má oclusão e fuga salivar [108, 110].

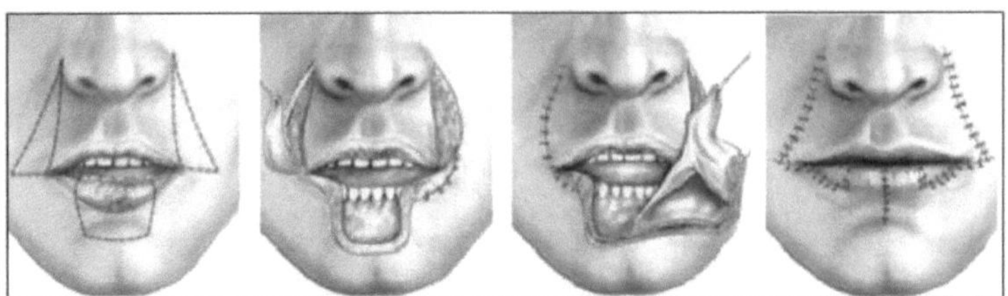

Figura 72: Aba de Camille Bernard

5.1.2.3. b- <u>A aba de Camille Bernard modificada por Webster</u> :

Webster realizou quatro retalhos cutâneos, dois nos sulcos nasolabiais e dois nos sulcos labiomentais ao longo da curva do queixo. Isto permite que os retalhos sejam avançados mais facilmente.

A reconstrução do vermelhão inferior pode ser efectuada utilizando retalhos de mucosa do interior da bochecha ou um retalho de língua [111].

A reconstrução com esta técnica conduz a melhores resultados funcionais do que com a técnica básica de Camille Bernard. No entanto, pode ainda existir uma continência labial imperfeita devido à recessão significativa do lábio inferior e ao avanço do lábio superior.

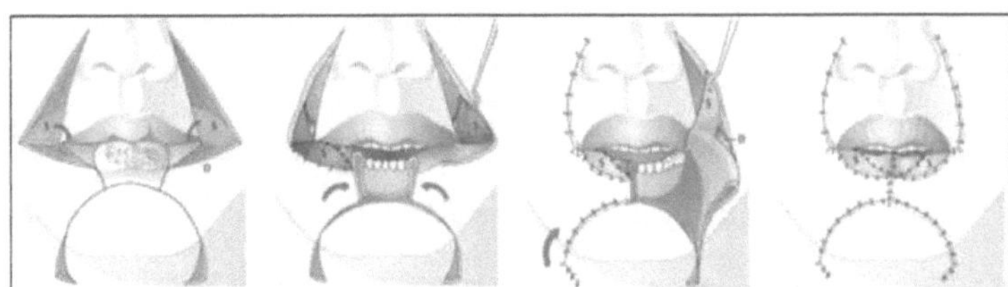

Figura 73: Aba de Camille Bernard modificada por Webster

5.1.2.3. c- <u>Aba de Karapandzic</u> :

O princípio consiste em obter um retalho de avanço da bochecha com uma base superior.

Neste aspeto, é semelhante ao retalho em leque de Gillies, mas a incisão não é transfixante e preserva a mucosa.

A incisão cutânea é arqueada concavamente para dentro. Começa na base da espinha reumática e sobe em direção à base do nariz, mantendo uma distância da comissura labial.

Os vasos são dissecados e respeitados. A mucosa da bochecha é respeitada, exceto nos primeiros dois centímetros para permitir que o retalho seja avançado mais facilmente. O retalho é então avançado e suturado para preencher o SDB.

Esta técnica permite a reconstrução com lábios contínuos e sensíveis, mas frequentemente com uma microstomia [112, 113].

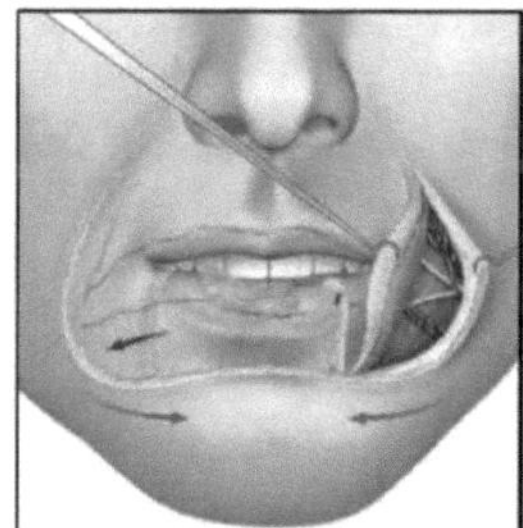

Figura 74: Técnica de Karapandzic

5.2 Reparação do queixo :

Além da sutura direta, o reparo dos DRS limitados a essa região pode envolver o uso de retalhos locorregionais, sendo os mais úteis o retalho de avanço jugal e o retalho submental já descritos.

Conclusão

A cirurgia reconstrutiva do rosto e do pescoço oferece uma vasta gama de técnicas terapêuticas que têm vindo a desenvolver-se ao longo dos anos.

A perda de substância da extremidade cefálica pode ser secundária a múltiplas agressões iatrogénicas. A remoção de tumores cutâneos é a principal causa.

A reconstrução destas perdas de substância pode colocar uma série de dificuldades ao cirurgião devido à sua extensão e à sua localização perto das zonas periorificiais.

A escolha do procedimento de reparação mais adequado é um passo fundamental que requer um estudo meticuloso das caraterísticas da região a reparar, das caraterísticas semiológicas da perda de substância a preencher e dos antecedentes do paciente. O objetivo é obter o melhor resultado funcional e estético possível.

Referências

1. Huguier V, Dagrégorio G, Darsonval V, Arnaud D, Potier B, Rousseau P. Reconstrução jugal. Anais de cirurgia plástica estética, (2013) 58; 457-514.
2. Albert S, Guedon C. Cirurgia reconstrutiva com retalhos micro-anastomosados em carcinologia cervico-facial. La lettre du cancérologue, (2011)20 ; 116-119.
3. Bédane C. Os tumores cutâneos e o seu tratamento. Annales de dermatologie et de vénérologie, (2016)143; 29.Bach C, Sannajust JP, Dehesdi D. Cicatrizes, cicatrização dirigida, pensos e tratamento de sequelas. Reconstructive surgery of the face and neck - volume 1. Técnicas cirúrgicas. Chirurgie plastique et esthétique, 2011 ; 42-46.
4. Chavoin JP, Gangloff D. Enxertos, retalhos e expansão. Cirurgia plástica e estética, 2009; 18-38.
5. Lasurdy J. Tratamento dos tumores palpebrais: considerações gerais. Journal français d'ophtalmologie, 2011; 741-754.
6. Jourdain A, Vimont T, Arnaud D, Darsonval V, Huguier V, Rousseau P. Reconstrução da perda superficial de substância do nariz. Anais de cirurgia plástica estética, (2013) 58; 515-545.
7. Darsonval V, Arnaud D, Duron JB, Bardot J, Rousseau P. Reconstrução de espessura total da pirâmide nasal. Anais de cirurgia plástica estética, (2013) 58; 544-600.
8. Petit A, Boccara D, Caouat M, Mimoun M. Reconstrução da perda transfixante de substância da asa nasal por enxerto composto da narina contralateral: cerca de três casos. Anais de cirurgia plástica estética, (2013) 59; 280-286.
9. Bessède JP. Retalhos cutâneos. Chirurgie plastique réparatrice de la face

et du cou : vol 1. Paris : Elsevier Masson ; 2011 p 84-97.

10. Revol M, Servant JM. Reconstrução do nariz. Manual de cirurgia plástica reconstrutiva e estética, 1993; 333-403.

11. Starkman SJ, Williams CT, Sherris DA. Noções básicas de retalho I: retalhos de rotação e transposição. Facial Plast Surg Clin North Am. 2017 Ago; 25 (3): 313-321. doi: 10.1016 / j.fsc.2017.03.004. Epub 2017 maio 30.

12. Amici JM, Dordain-Bigot ML, Wetterwal E, Bailly JY. Análise do movimento dos tecidos e princípios do retalho. Chirurgie dermatologique, 2012 ; 131-144.

13. Bach CA, Wagner I, Lachiver X, Guth A, Baglin AC, Chabolle F. O retalho livre de desempenho toracodorsal em reconstruções de cabeça e pescoço. Annales françaises d'oto-rhino-laryngologie et de pathologie cervico-faciale, (2012)129 ; 192196.

14. Gao B, Xiao K, Zhu H, Sheng L, Yu Q, Mao X et al. Um algoritmo para a utilização de retalhos cervicais expandidos para recobrir defeitos faciais com base em cinco métodos diferentes. Burns, (2016)42; 1867-1874.

15. Eid IN, Arosarena OA. Reconstrução de defeitos de cancro cutâneo na cabeça e no pescoço.Otolaryngologic clinics of north America. 2021 (54), 379-395.

16. Cox A, Fort M. Reconstrução Nasal Envolvendo Defeitos de Múltiplas Subunidades. Facial Plast Surg. 2017 Feb;33(1):58-66.

17. Amici JM, Cogrel O, Billy JY. Cirurgia do nariz. Chirurgie dermatologique, 2012; 181-195.

18. Derhy Y. Cirurgia reconstrutiva cosmética do nariz. Publicação médica, 2009; 7 páginas.

19. Ian M, Jemery Bordeaux MD, MPH. Reconstrução alar pós-cancro de pele. Cirurgia plástica facial, (2013) 29; 351-364.
20. Stigall L, Zitelli J. Reconstrução das pontas nasais. Revista britânica de dermatologia, (2014)171; 23-28.
21. Chavoin JP, Grrido-Stowhas I. Cirurgia plástica e estética, 2009; 68-84.
22. Guillot P. Retalhos de ilhotas: introdução, noções teóricas. Anais de dermatologia e venereologia, (2014)141; 10-11.
23. Lebas D. Retalhos de ilhotas no cenário médio-facial. Anais de dermatologia e venereologia, (2014)141; 11.
24. Amici JM, Cogrel O, Bailly JY, Skaria AM. Cirurgia do nariz. Cirurgia dermatológica. 2017, 183-202.
25. Girijala RL, Ramamurthi A, Walker GD, Housewright C. Revisitando o retalho de avanço de Rintala para reconstrução da ponta nasal. Dermatol Online J. 2020 Ago 15;26(8):13030/qt5dv0s7zx.
26. Bulai Livideanu C, Guillot P. Retalho bilobado para a reparação da perda de substância do nariz. Anais de dermatologia e venereologia, (2013) 140; 191-192.
27. James BL. A fisiologia e a biomecânica do retalho cutâneo. Clínicas de cirurgia plástica facial da América do Norte. 2017 (25), 303-311.
28. Bailly JY. Do retalho de machado ao hamlet de Rieger. Anais de dermatologia e venereologia, (2012) 139; 16-17.
29. Ettalbi S, Droussi H, Ouahbi S, Ibnouzahir M, Boubind EH. Plastia LLL: um método simples para a cobertura da perda de pele. Anais de cirurgia plástica estética, (2013) 58; 367-372.
30. Droussi H, Najeb Y. Retalho em forma de L de Dufourmentel para losango (LLL) para cobrir perda de substância cutânea: 30 casos. Tese 2009. Faculdade de Medicina e Farmácia de Marraquexe, 2009; 4 páginas.

31. Amici JM. Ponta nasal: reparos unitários, retalhos uni e bilobados. Anais de dermatologia e venereologia, (2015)142; 138-139.

32. Vinicullo C. Reconstrução do dorso nasal. Revista britânica de dermatologia, (2014)171; 7-16.

33. Dordain-Bigot ML. Reparação da perda de substância da ponta nasal com retalho de Rieger. Anais de dermatologia e venereologia, (2012)139; 18-19.

34. Johnson TM, Swanson NA, Baker SR, Brown MD, Nelson BR. O retalho de Rieger para reconstrução nasal. Arch Otolaryngol Head Neck Surg. 1995 Jun;121(6):634-7.

35. Chaput B, Lauwers F, Lopez R, Saboye J, André A, Grolleau JL et al. Anatomia cirúrgica do nariz em seis subunidades estéticas. Anais de cirurgia plástica estética, (2013) 58; 132-145.

36. Jourdain A. Reconstrução nasal superficial. Cirurgia reconstrutiva da face e do pescoço - volume 1. Técnicas cirúrgicas. Chirurgie plastique et esthétique, 2011 ; 156-170.

37. Abbou R, Meningaud JP, Bosc R, Hersant B, Zemerline A, Baratte A. Retalho nasolabial de pedículo superior: rumo a uma melhoria da técnica cirúrgica. Revue de stomatologie et de chirurgie maxillo-faciale, 2014; 1-5.

38. Cook JL. A reconstrução da asa nasal com retalho interpolado da bochecha e da testa. Revista britânica de dermatologia, (2014)171; 29-36.

39. Abbou R, Meningaud JP, Bosc R, Hersant B, Zemirline A, Baratte A. Retalho nasolabial superior, melhorando a técnica cirúrgica. Rev Stomatol Chir Maxillofac Chir Orale. 2014 Dec;115(6):361-5. doi: 10.1016/j.revsto.2014.06.004. Epub 2014 Jul 16.

40. Cogrel O. Retalho nasolabial de pedículo superior transitório de Burget.

Anais de dermatologia e venereologia, (2014)141; 24.

41. Cante V, Cogrel O. Retalho nasolabial de pedículo superior transitório de Burget: técnica adaptada à reconstrução da ponta nasal, cerca de cinco casos. Anais de Dermatologia e Venereologia, (2011)138; 194.

42. Bouhanna A, Bruant-Rodier C, Himu S, Talmant JC, Bollecker V, Glicksman J. Reconstrução da asa da narina com retalho nasolabial de pedículo superior de Burget: cerca de sete casos. Annales de chirurgie plastique esthétique, (2009)53 ; 272-277.

43. Salmão PJM. Reparação da parede lateral nasal. Revista britânica de dermatologia, (2014)171; 17-22.

44. Cogrel O. Reconstrução da perda transfixante de substância da asa da narina com um retalho nasolabial em ilha virado em pers. Anais de dermatologia e venereologia, (2015)142; 139-140.

45. Wiart T. O retalho Pers. Anais de dermatologia e venereologia, (2015)142; 25.

46. Celerier C, Cristofari JP, Halimi C, Maubec E, Barry B, Albert S. Interesse e indicações do retalho de testa na perda de tecido nasal. Annales françaises d'oto-rhino-laryngologie et de pathologie cervico-faciale, (2013)130; 57.

47. Rayan JS, Melvyn S, David-Kim D. Retalho paramediano da testa. Oral maxilla-facial surgery clincs, (2014) 26; 401-410.

48. Fisher H, MD. Reconstrução nasal com o retalho paramediano da testa: detalhes para o sucesso. Cirurgia plástica facial, (2014) 30; 318-331.

49. Kendler M, Averbeck M, Wetzig T. Reconstrução de defeitos nasais com retalhos de testa em pacientes com mais de 75 anos de idade. Jornal da Academia Europeia de Dermatologia e Venereologia, (2014) 28; 662-666.

50. Faris C, Erden PV, Vuyk H. O retalho da testa da artéria central da linha

média. JAMA facial plastic surgery, (2015)17; 16-22.

51. Stephen S, Park MD. O retalho frontal de estágio único na reconstrução nasal. Arquivos de cirurgia plástica facial, 2002; 32-36.

52. Ozdemir R, Sungur N, Sensoz O. Reconstrução de defeitos faciais com retalhos em ilha da artéria temporal superficial. Cirurgia plástica reconstrutiva, 2002.

53. Arnaud D, Potier B, Jeufroy C, Darsonval V, Rousseau P. O retalho frontotemporal de Schmid-Meyer em reconstruções nasais. Revue de stomatologie et de chirurgie maxillofaciale, (2012)113 ; 423-432.

54. Han Y, Ai Y, Lei Y, Yang L, Zhang H. Reconstrução de defeitos parciais do nariz com transplante de retalho livre retro-auricular. Zhonghua Zheng Xing Wai Ke Za Zhi, (2002)18; 204-205.

55. Guillot P. Cirurgia da bochecha. In: Amici JM. Cirurgia dermatológica. Paris : Elsevier Masson ; 2012 p 217-23.

56. Pepper JP, Shan R. Retalhos locais: reconstrução da bochecha e do lábio. JAMA Fac Plast Surg. 2013; 15: 374-82.

57. Jourdain A. Reconstrução da bochecha. Cirurgia plástica reparadora da face e do pescoço: vol 1. Paris : Elsevier Masson ; 2011 p 192-9.

58. Pontes L, Ribeiro M, Vrancks JJ, Guimaraes J. O novo retalho de avanço em V-Y pediculado bilateralmente para reconstrução facial. Unidade de Cirurgia Plástica, Instituto Português de Oncologia, (2001)109; 1870-1874.

59. Erden VD, Paul A, Peter JFM. Cicatrização por segunda intenção após excisão de cancro de pele não melanoma da cabeça e pescoço: avaliação estática dos valores prognósticos das caraterísticas da ferida e dos resultados cosméticos finais. Plastic and reconstructive surgery, Journal of the American society of plastic surgeon, (2008)122; 1747-1755.

60. Rapstine ED, Knaus WJ, Thornton JF. Simplificando a reconstrução da

bochecha: uma revisão de mais de 400 casos. Cirurgia plástica e reconstrutiva. Jornal da sociedade americana de cirurgiões plásticos (2012) 129; 1291-1299.

61. Bailly JY. Reparação do lábio branco superior. O ponto de vista do dermatologista. Anais de dermatologia e venereologia, (2015)142; 324-325.

62. Yenidunya MO, Demirseren ME, Ceran C. Bilobed flap reconstruction in infraorbital skin defects. Cirurgia plástica e reconstrutiva. Jornal da sociedade americana de cirurgiões plásticos, 2007; 145-150.

63. Cass ND, Terella AM. Reconstrução da bochecha. Facial Plast Surg Clin North Am. 2019 Feb; 27(1) :55-56.

64. Habib F. Cirurgia em duas fases de um carcinoma temporal agressivo com reparação de plastia de avanço-rotação jugal. Anais de dermatologia e venereologia, (2013)140; 181-182.

65. Wiart T. Reparação da perda de substância na região jugopalpebral através de dois retalhos de avanço-rotação jugal e palpebral. Anais de dermatologia e venereologia, (2012)139; 91-92.

66. Lebas D, Wiart T Modiano P. Carcinoma basocelular jugonasal: reparação com retalho de avanço jugal. Anais de dermatologia e venereologia, (2012)139; 83.

67. Baraer F, Loze S, Duteille F, Pannier M, Darsonval V. O retalho orbito-nasogeo: estudo anatómico e técnico. Annales de chirurgie plastique esthétique, (2005)50; 288-295.

68. Caquant L, Mojallal A, Collin AC, Bouletreau P, Breton P. Reconstrução jugal com retalho de translação vertical. Revue de stomatologie et de chirurgie maxillofaciale, (2008)109; 15-19.

69. Zweteyenga N, Lutz JC, Vidal N, El Bouihi M, Siberchicot F, Martin D.

O retalho submental pediculado. Revue de stomatologie et de chirurgie maxillofaciale, (2007)108 ; 210-214.

70. Klinic H, Geyik Y, aytekin AH. Retalho temporofascial superficial com dupla camada de pele para a reconstrução de defeitos de espessura total da bochecha. A revista de cirurgia craniofacial, (2013) 24; 92-95.

71. Sinna R, Qassemyar Q. O retalho perfurante toracodorsal. Anais de cirurgia plástica estética, (2011) 56; 142-148.

72. Perignon D, Qassemyar Q, Benhaim T, Robbe M, Delay E, Sinna R. De Tansini a Angrigiani: Melhorias e refinamentos do retalho toracodorsal. Annales de chirurgie plastique esthétique, (2011)56; 149-155.

73. Minoun M, Boccara D, Chaouat M. Expansão da pele e reparação de sequelas de queimaduras. Annales de chirurgie plastique esthétique, (2011)56 ; 358-368.

74. Arnaud D, Beuzeboc M, Huguier V, Darsonval V, Rousseau P. Reconstrução frontotemporal estética. Anais de cirurgia plástica estética, (2013) 58; 389-427.

75. Egasse D. Cirurgia da região frontal e das sobrancelhas. Chirurgie dermatologique, 2012; 145-155.

76. Beauvillain de Montreuil C, Malard O. Reparação da testa e da têmpora. Cirurgia reconstrutiva do rosto e do pescoço - volume 1. Techniques chirurgicales - Chirurgie plastique et esthétique, 2011 ; 201-210.

77. Pepper JP, Shan R. Retalhos locais: reconstrução da bochecha e dos lábios. JAMA facial plastic surgery, (2013)15; 374-382.

78. Sharma RK, Makkar S, Parashar A, Tuli P. Reconstrução frontal com retalhos musculocutâneos frontais em V-Y Island. Jornal da Sociedade Americana de Cirurgiões Plásticos, 2008; 1855-1873.

79. Hussain W, Hafij J, Salmon P. Retalhos pediculares baseados no frontalis para a reparação em fase única de grandes defeitos da testa e do couro

cabeludo frontal. Cirurgia dermatológica e lasers. Revista britânica de dermatologia, (2012); 771-774.

80. Egasse D. Cirurgia da região temporal. In: Amici JM. Cirurgia dermatológica, 2012; 157-163.

81. Igde M, Yilanci S, Bali YY, Unlu E, Duzgun S, Pekdemir I. Reconstrução de defeitos de tecido que se desenvolvem após a excisão de um tumor cutâneo maligno não melanoma nas regiões do couro cabeludo e da testa. Turk neurosurgery, (2015)25; 888-894.

82. Redondo P. Simplificando a reconstrução da testa e das têmporas: uma revisão narrativa. J. Clin. Med. 2023, 12(16), 5399

83. Voilliot C, Truchtet F, Pouaha J. Carcinoma basocelular da região temporal, reparação com retalho de transposição do pedículo anterior. Anais de dermatologia e venereologia, (2014) 141; 51-52.

84. Foyatier JL, Voulliaume D, Brun A, Dionyssopoulos A. Tratamento cirúrgico das sequelas de queimaduras faciais. Annales de chirurgie plastique esthétique, (2011)56 ; 388-407.

85. Bruneau S, Arnaud D, Rousseau P, Belmahi A, Duron JB, Gray-Bobo A et al. Aspectos estéticos da reconstrução das pálpebras. Anais de cirurgia plástica estética, (2013) 58; 437-456.

86. Secchi T. A sutura direta é adequada para a perda de substância palpebral e subpalpebral supra-centimétrica. Anais de dermatologia e venereologia, (2012)139; 88.

87. Epinoza GM, Prost am. Reconstrução da pálpebra superior. Clínicas de cirurgia plástica facial, (2016)24; 173-182.

88. Robert M, Rousseau P, Arnaud D, Potier B, Hu W, Darsonval V. Reconstrução do canto externo por retalhos de transposição tarso-conjuntival e enxertos de Hübner. Anais de cirurgia plástica estética,

(2014) 59; 287-293.

89. Galatoire O, Zmuda M. Reconstrução palpebral. Cirurgia ocular. Société Française d'Ophtalmologie, 2016; 43-69.

90. Echchaoui A, Ben Yachou M, Houssa A, Kajout M, Oufkir AA, Hajji C et al. Gestão dos carcinomas das pálpebras: um estudo retrospetivo bi-cêntrico de 64 casos. Jornal Francês de Oftalmologia, (2016) 39; 187-194.

91. Cogrel O. Excisão de um melanoma Dubreuilh in situ da região palpebral inferior e reconstrução com um retalho de Mustardé. Anais de dermatologia e venereologia, (2016)143; 167-168.

92. Adenis JP, Camezind P, Robert PY. Cirurgia reconstrutiva das pálpebras. Cirurgia reconstrutiva da face e do pescoço - volume 1. Techniques chirurgicales - Chirurgie plastique et esthétique, 2011 ; 176-189.

93. Blatière V. Cirurgia das pálpebras. Chirurgie dermatologique, 2012; 165-180.

94. Holds JB. Reconstrução da pálpebra inferior. Clínicas de cirurgia plástica facial, (2016) 24; 183191.

95. Chavoin JP. As pálpebras. Cirurgia plástica e estética, 2009; 53-59.

96. Machado WL, Gurfinkel PC, Gualberto GV, Sanpaio FM, Treu CM. Retalho de tripier modificado na reconstrução da pálpebra inferior. Anais Brasileiros de dermatologia, (2015)90; 108-110.

97. Bardot J, Casanova D, Malet T. Cirurgia reconstrutiva das pálpebras. EMC- chirurgie, (2004)1; 365-390.

98. Belmajdoub M, Jacomet PV, Benillouche P, Galatoire O. Reconstrução palpebral superior utilizando o método Cutler-Beard: avaliação retrospetiva de 16 casos. Jornal Francês de Oftalmologia, (2015)38; 607-614.

99. Bessède JP. Cirurgia reconstrutiva dos lábios. Cirurgia reconstrutiva da face e do pescoço - volume 1. Techniques chirurgicales - Chirurgie plastique et esthétique, 2011 ; 212226.

100. Lubek JE, Ord RA. Reconstrução labial. Clínicas de cirurgia maxilofacial oral, (2013) 25; 203-214.

101. Beltramina G, Kadheb N, Cassier S, Costantinescu G, Vazquez MP, Picard A. Enxerto composto cutâneo-mucoso para reconstrução labial de perda de mordida. Anais de cirurgia plástica estética, (2012) 57; 292-295.

102. Egasse D. Cirurgia do lábio inferior, o ponto de vista do dermatologista Annales de dermatologie et de vénéréologie, (2015)142; 325.

103. Kaufman AJ. Gema cirúrgica: retalhos de avanço da ilha para reconstrução labial. Revista australiana de dermatologia, (2014) 55; 201-203.

104. Bailly JY. Cirurgia dos lábios. Chirurgie dermatologique, 2012; 197-209.

105. Rousseau P, Arnaud D, Huguier V, Chemli H, Dhouib M, Bali D et al. Cirurgia reconstrutiva e estética dos lábios. Anais de cirurgia plástica estética, (2013) 58; 601-627.

106. Kumar A, Shetty PM, Bhambar RS, Gattumeedhi SR, Kumar RM, Kumar H. Versatilidade do retalho de Abbe-Estlander na reconstrução labial. Jornal de investigação clínica e de diagnóstico, (2014) 8; 18-21.

107. Malard O, Corre P, Durand N, Dréno B, Beauvillain C, Espitalier F. Reparação cirúrgica da perda de substância labial. Annales françaises d'oto-rhino- laryngologie et de pathologie cervico-faciale, (2010)127 ; 58-72.

108. Chavoin JP, Garrido I. Lábios. Cirurgia plástica e estética, 2009; 89-97.

109. Huguier V, Bertheuil N, Parry F, Robiolle C, Dagrégorio G. Reconstrução pós-traumática do lábio inferior após amputação total ou subtotal utilizando a técnica de Camille-Bernard modificada por Webster. Anais de cirurgia plástica estética, (2013)58; 166-174.

110. Brinca A, Vieiraa R, Andrade P, Figueiredo A. Retalho de Karapandzic e retalho de Bernard-Burrow- Webster para reconstrução do lábio inferior. Anais Brasileiros de dermatologia, (2011)86; 156-159.

111. Espitalier F, Rouger A, Philippe Y, Dréno B, Malard O. Reconstrução do lábio inferior utilizando a técnica de Karapandzic. Annales françaises d'oto-rhino- laryngologie et de chirurgie cervico-faciale, (2012)129; 42.

112. Azevedo DM, Nagassaki E, De Carvalho AS, Secco Lafayette KA, Gonzalez E, Saldanha OR et al. Reconstrução do lábio inferior pela técnica de Karapandzic. Revista Brasileira de Cirurgia Plástica, (2013)28; 168-171.

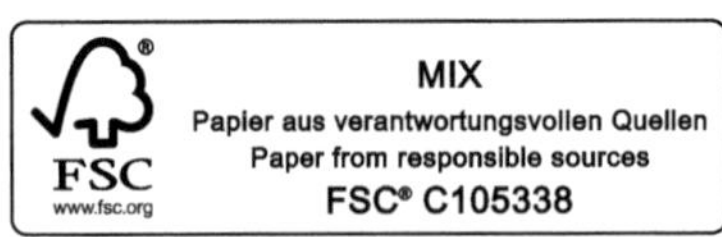

Printed by Books on Demand GmbH, Norderstedt / Germany